Diaa Abu Kweik
Yousef Fahajan

Factores que influenciam a qualidade do desempenho das parteiras

Diaa Abu Kweik
Yousef Fahajan

Factores que influenciam a qualidade do desempenho das parteiras

ScienciaScripts

This book is a translation from the original published under ISBN 978-620-8-11921-8.

Publisher:
Sciencia Scripts
is a trademark of
Dodo Books Indian Ocean Ltd. and OmniScriptum S.R.L publishing group

120 High Road, East Finchley, London, N2 9ED, United Kingdom
Str. Armeneasca 28/1, office 1, Chisinau MD-2012, Republic of Moldova, Europe
Printed at: see last page
ISBN: 978-620-3-57193-6

Conteúdo

Este estudo é dedicado a:

A causa de Alá, meu Criador e meu Mestre,

O meu grande mestre e mensageiro, Maomé (que Alá o abençoe e conceda), que nos ensinou o objetivo da aprendizagem e da vida,

A minha terra natal, a Palestina, o ventre mais quente;

Os grandes mártires e prisioneiros, o símbolo do sacrifício;

O meu amor e querido marido, Sr. Ahmed Abu Al Roos, que me incentivou a estudar arduamente e sacrificou os poucos recursos de que dispunha para poder pagar a minha educação.

Aos meus queridos filhos, Yosef, Alla, Rahaf, Mahmood e Mohammed, obrigada por serem crianças tão maravilhosas. Apesar da falta de cuidados e amor maternais, deram-me apoio incondicional, encorajamento e amor que me motivaram a continuar e a completar os meus estudos.

Aos meus queridos pais, aos meus irmãos, às minhas irmãs, à minha família e à família do meu marido.

A todas as parteiras palestinianas, a todos os meus amigos e às pessoas da minha vida que me tocam o coração, dedico este estudo.

Em primeiro lugar, a Alá, o único Deus, obrigado pela orientação espiritual e pelas bênçãos que me foram concedidas.

Tenho de agradecer ao meu querido marido, Ahmed Abu Roos, ao meu pai, Abed Al Raheem Abu Kweik, e à minha mãe, Somaia Shamoot, pelo seu amor e apoio incondicionais. Eles foram a minha fonte de força. Não o teria feito sem o seu constante encorajamento nos momentos críticos. Estou grata ao meu marido por me ter compreendido e apoiado. Agradeço-lhe o seu amor sem fim, as suas orações e o seu apoio moral.

Gostaria de expressar os meus agradecimentos especiais e profundos à minha orientadora, a Dra. Areefa Alkasseh, Diretora do Departamento de Obstetrícia da Faculdade de Enfermagem da Universidade Islâmica de Gaza, pelo seu companheirismo e encorajamento, por ser uma grande mentora para mim e por me ter apoiado ao longo do estudo.Além disso, gostaria de agradecer à equipa da Universidade Al-Quds pelo seu grande papel na formação dos estudantes e no desenvolvimento dos seus conhecimentos de investigação, especialmente ao Dr. Hamza Abd Aljawad pela coordenação e apoio, ao Dr. Samer Alnawajha e ao Dr. Akram Abu Salah pela ajuda e apoio.

Além disso, gostaria de agradecer ao Ministério da Saúde palestinianc na Faixa de Gaza, bem como aos diretores de enfermagem dos hospitais participantes, por autorizarem a realização do presente estudo, especialmente à diretora de enfermagem do Hospital Al Aqsa, Sra. Hatem Huseen, pelo seu apoio e encorajamento. Estou-lhe muito grata. Além disso, gostaria de agradecer à Sra. Bassam Msallam, diretora de enfermagem dos hospitais, pelo apoio e fornecimento de dados.

Gostaria também de agradecer ao meu tio Tawfik Abu Al Roos e à esposa do meu tio, Fawzia Abu Al Roos, por terem abraçado, cuidado dos meus filhos e oferecido todas as facilidades para a realização do meu estudo. Gostaria também de agradecer à minha irmã Miss. Wafa Abu Kweik, por me ter ajudado na recolha de dados e pelo seu encorajamento.

Gostaria de agradecer a todos os inquiridos que preencheram um questionário pelo seu contributo, sem o qual este estudo de investigação não poderia ser bem sucedido ou concluído.

Por último, mas não menos importante, estou muito grato a todas as pessoas que me ajudaram a realizar este estudo, quer sejam grandes ou pequenas.

Resumo

Antecedentes: as parteiras desempenham um papel vital na prestação de cuidados de saúde materna a nível mundial. A qualidade do desempenho das parteiras é essencial para reforçar os cuidados de saúde materno-infantil. Para que os serviços de saúde materna sejam bem sucedidos, é necessário que as parteiras tenham um bom desempenho na prestação de cuidados pré-natais, intraparto e pós-parto. Por conseguinte, era importante identificar os factores que influenciam a qualidade do desempenho das parteiras. **Objetivo do estudo**: O estudo teve como objetivo determinar os factores que influenciam a qualidade do desempenho das parteiras, na perspetiva das parteiras dos hospitais públicos da Faixa de Gaza. **Sujeitos e métodos**: Um estudo transversal utilizou uma amostragem representativa do censo de 212 parteiras e enfermeiras que trabalham em departamentos de maternidade de hospitais governamentais na Faixa de Gaza. Foi elaborado um questionário com uma taxa de resposta de 91,9%. O questionário foi validado por peritos e a fiabilidade foi obtida através do coeficiente alfa de Cronbach. Os dados foram analisados com recurso ao SPSS. **Resultados**: os resultados do estudo revelaram que a presença do fator mais elevado que influencia positivamente a qualidade do desempenho das parteiras (elevado nível de salário, interesse na melhoria do desempenho, motivadores e aplicação de normas de qualidade). Por outro lado, os resultados indicaram o fator mais baixo que influencia positivamente a qualidade do desempenho da parteira (casamento, desempenho do trabalho da parteira é igual ao da enfermeira, pressão de trabalho e ausência de descrição de funções). Além disso, verificou-se que existe uma diferença significativa na qualidade do desempenho das parteiras nos hospitais governamentais entre os diferentes cargos (enfermeiras, parteiras, enfermeiras-chefes, supervisores) dos participantes ($p<0,05$) a favor das parteiras. **Conclusão**: Verificou-se uma correlação positiva entre a qualidade do desempenho das parteiras e os títulos profissionais a favor das parteiras. Por conseguinte, recomenda-se que os gestores assegurem um número adequado de parteiras profissionais em todas as alturas e turnos nos serviços de maternidade dos hospitais governamentais da Faixa de Gaza.

Palavras-chave: factores, parteira, enfermeira, desempenho, qualidade.

Capítulo 1

Introdução

1.1 Antecedentes

A saúde materno-infantil é um dos desenvolvimentos mais importantes e uma das prioridades globais de saúde para diminuir a taxa de mortalidade materna e neonatal. À luz da afirmação anterior, a redução da mortalidade materna (MMR) em 75% entre 1990 e 2015 é considerada um dos objectivos dos Objectivos de Desenvolvimento do Milénio (ODM) (Filippi et al., 2016).

De acordo com o Ministério da Saúde palestiniano (MS), em 2017, a taxa de mortalidade materna (MMR) foi de 8,6 por 100 000 nados-vivos na Faixa de Gaza (GS). Este indicador continua elevado, apesar dos esforços do Ministério da Saúde e de outras organizações para melhorar os cuidados maternos e infantis. Além disso, a monitorização dos indicadores pode levar a uma melhor compreensão do funcionamento dos serviços de cuidados de saúde na maternidade e a uma melhor identificação das áreas que requerem melhorias (Umoe et al., 2015).

Para além da afirmação anterior, pode concluir-se que a redução destes indicadores pode ser alcançada quando se aumenta a qualidade dos cuidados de maternidade. A qualidade dos cuidados é definida como o grau em que os serviços de saúde materna para indivíduos e populações aumentam a probabilidade de tratamento atempado e adequado com o objetivo de alcançar os resultados desejados que são consistentes com os conhecimentos profissionais actuais e defendem os direitos reprodutivos básicos (Broek et al., 2009).

Além disso, a melhoria da qualidade dos cuidados de maternidade é essencial para reforçar os cuidados de saúde. Um sistema de saúde materna bem-sucedido deve ter um desempenho padronizado de obstetrícia na prestação de cuidados pré-natais, básicos intraparto e pós-parto (Falconer, 2010). As organizações materno-infantis têm tentado melhorar a qualidade e o acesso aos serviços de saúde nos países em desenvolvimento, proporcionando formação especial aos prestadores de cuidados de saúde. Além disso, a Confederação Internacional de Parteiras (ICM) apoia, representa e trabalha para reforçar as associações profissionais de parteiras em todo o mundo. A ICM colabora com parteiras e associações de parteiras a nível mundial para garantir o acesso aos cuidados de parteira antes, durante e após o parto e assegurar o direito das mulheres (Borrelli, 2013).

Além disso, o desempenho da parteira pode influenciar a saúde materna, bem como a sobrevivência do bebé. De acordo com Awases et al (2013), esclarecem o significado da palavra desempenho como "levar a cabo, realizar ou cumprir uma ação ou tarefa". O desempenho das organizações de cuidados de saúde depende dos conhecimentos, das competências e da motivação dos prestadores de cuidados de saúde. Os gestores devem proporcionar condições de trabalho que apoiem o desempenho dos seus trabalhadores.

Qualquer local de trabalho exposto a situações de stress afectaria o desempenho dos prestadores de cuidados de saúde e o resultado dos cuidados (Mohammadirizi et al., 2013). De acordo com o relatório do Ministério da Saúde (2018), o número total de parteiras e enfermeiras que trabalham nos departamentos de maternidade dos quatro principais hospitais (Shifa, Nasser, Aqsa, Emaraty) em 2017 era de 413 parteiras e enfermeiras. Este número de parteiras e enfermeiras é responsável pela prestação de cuidados a 35.991 casos de parto normal e a pacientes em departamentos de maternidade que consistem em 296 camas.

De acordo com os relatórios e números estatísticos do Ministério da Saúde, parece que a proporção entre o número de parteiras e as tarefas de trabalho não é igual, o que pode afetar o seu desempenho em todos os ciclos de parto. Por conseguinte, era importante identificar os factores que influenciam o desempenho das parteiras profissionais, que são cruciais para a realização dos objectivos e metas nacionais e internacionais em matéria de saúde reprodutiva, pré-conceção, materna, neonatal e infantil.

Por conseguinte, o presente estudo foi realizado para identificar os factores que afectam a qualidade do desempenho das parteiras que trabalham em quatro hospitais públicos.

1.2 Problema de investigação

A redução da mortalidade infantil e a melhoria da saúde materna eram os objectivos número quatro e cinco dos ODM. Para atingir os objectivos acima referidos, é necessário trabalhar arduamente para proporcionar a motivação e as competências necessárias às parteiras na sua área de trabalho.

A nível mundial, as estatísticas publicadas nos hospitais de Inglaterra revelam que, em 2015, se registaram 648 107 partos nos hospitais do sistema nacional de saúde. Cerca de 53% desses partos foram realizados por parteiras, o que significa que mais de 50% do desempenho do trabalho foi efectuado por parteiras (Stephenson, 2016).

Na mesma edição, foi referido que a Colômbia lidera o país com a maior percentagem de partos realizados por parteiras (22,4%). Além disso, as parteiras apoiaram 10,8% dos partos no Canadá em 2017 (Canadian Association of Midwives, 2018). Além disso, nos Estados Unidos, as enfermeiras-parteiras certificadas e as parteiras certificadas assistiram a 12,1% de todos os partos vaginais, ou 8,3% do total de partos (Hamilton et al., 2015).

Na Faixa de Gaza, de acordo com os relatórios do Ministério da Saúde no primeiro trimestre do presente ano de 2018, cerca de 56% do total de partos foram efectuados por parteiras, o que significa que a carga de trabalho das parteiras pode ter acabado nos hospitais públicos. Além disso, verificou-se que a maioria das parteiras que trabalhavam em hospitais públicos sofria de escassez de parteiras, pelo que trabalhavam horas extraordinárias, o que significa que a sobrecarga de trabalho das parteiras, a escassez de material, o stress e a falta de satisfação no trabalho podem afetar a qualidade do desempenho das parteiras e, vice-versa, pôr em risco a vida da mãe e da criança (Relatórios do Ministério da Saúde, 2017).

1.3 Justificação do estudo

A qualidade dos serviços prestados às mães e aos seus filhos ao longo do percurso da maternidade tem um efeito direto não só nas mulheres e nos seus bebés, mas também na vida de toda a família (Programa Nacional de Serviços de Saúde, 2018). De acordo com o Ministério da Saúde (2017), o número de crianças que nasceram no hospital governamental da Faixa de Gaza foi de 58 303 nados-vivos e este número representa cerca de 42,8% dos nascimentos palestinianos. Foi referido que cerca de 36% do total de partos foram efectuados por parteiras (MOH Reports, 2017). Por conseguinte, isto pode resultar em sobrecarga de trabalho, fraco desempenho e maus resultados de maternidade (Relatórios dos Hospitais, 2018). O número de nascimentos que foi relatado durante o ano de 2017 e aqueles que nasceram em hospitais e em centros de partos seguros aproximadamente 99,9% (MOH, 2016). Por outro lado, os enfermeiros dos hospitais recebem regularmente críticas do público em geral, comentando negativamente a sua falta de cuidados aos doentes, a falta de profissionalismo e a diminuição da qualidade do desempenho, da prática e do serviço (Public Health and Preventive Medicine Archive, 2014).

Apesar disso, não foi realizado qualquer estudo para determinar os factores que influenciam a qualidade do desempenho na perspetiva das parteiras na GS. Além disso, existem poucas investigações empíricas que explorem as relações entre o desempenho dos profissionais de saúde e os factores de desempenho, e ainda menos em países em desenvolvimento ou recentemente independentes.

Além disso, há uma clara necessidade de mais e melhores provas científicas sobre os factores que influenciam a qualidade do desempenho das parteiras.

Era necessário destacar o desempenho das parteiras para melhorar os serviços prestados às mães e às crianças. Este estudo permitir-nos-á compreender melhor a qualidade do desempenho das parteiras e os factores que influenciam o seu desempenho, sugerir recomendações para melhorar a qualidade do desempenho e procurar barreiras a esse desempenho, e gerar informação e conhecimentos através da investigação.

1.4 O objetivo global

Determinar os factores que influenciam a qualidade do desempenho das parteiras na perspetiva das parteiras dos serviços de maternidade dos hospitais públicos da Faixa de Gaza. .

1.5 Objectivos

• Avaliar a qualidade do desempenho das parteiras nos serviços de maternidade dos hospitais públicos da Faixa de Gaza.

• Avaliar os factores que afectam significativamente a qualidade do desempenho das parteiras nos serviços de maternidade dos hospitais públicos da Faixa de Gaza.

• Determinar os factores de maior e menor influência (sociodemográficos, organizacionais, profissionais e pessoais) que afectam a qualidade do desempenho das parteiras.

• Explorar as diferenças na qualidade do desempenho das parteiras no que respeita às caraterísticas demográficas dos participantes no estudo.

• Sugerir recomendações que possam ajudar a adotar estratégias para aumentar a qualidade do desempenho das parteiras nos hospitais públicos.

1.6 Questões de investigação

• Qual é o nível de qualidade do desempenho das parteiras nos serviços de maternidade dos hospitais públicos da Faixa de Gaza?

• Quais são os factores sociodemográficos que mais influenciam a qualidade do desempenho das parteiras nos serviços de maternidade dos hospitais públicos da Faixa de Gaza?

• Quais são os factores sociodemográficos que afectam a qualidade do desempenho das parteiras nos serviços de maternidade dos hospitais públicos da Faixa de Gaza?

• Quais são os factores pessoais que afectam a qualidade do desempenho das parteiras nos serviços de maternidade dos hospitais públicos da Faixa de Gaza?

• Quais são os factores organizacionais que afectam a qualidade do desempenho das parteiras nos departamentos de maternidade dos hospitais governamentais da Faixa de Gaza?

• Quais são os factores profissionais que afectam a qualidade do desempenho das parteiras nos serviços de maternidade dos hospitais públicos da Faixa de Gaza?

• Existem diferenças estatisticamente significativas na qualidade do desempenho das parteiras entre os diferentes grupos etários das participantes no estudo nos departamentos de maternidade dos hospitais governamentais da Faixa de Gaza?

• Existem diferenças estatisticamente significativas na qualidade do desempenho das parteiras entre os diferentes estados civis dos participantes no estudo nos departamentos de maternidade dos hospitais governamentais da Faixa de Gaza?

• Existem diferenças estatisticamente significativas na qualidade do desempenho das parteiras entre os diferentes níveis de ensino dos participantes no estudo nos departamentos de maternidade dos hospitais governamentais da Faixa de Gaza?

-

1.7 Contexto do estudo

1.7.1 Contexto demográfico

O território da Palestina tem aproximadamente 27.000 km^2. Esta área inclui o Mar da Galileia e metade da zona do Mar Morto. A área da Cisjordânia, que inclui a região do Mar Morto, é de aproximadamente 5.842 km^2. A área da Faixa de Gaza é de 365 km^2. A Palestina está situada a oeste do continente asiático, fazendo fronteira a norte com o Líbano e a Síria. A norte, faz fronteira com a Síria; a fronteira entre ambos é de 70 km^2. O comprimento da fronteira com o Líbano é de 79 km^2. A extensão da fronteira entre a Palestina e a Jordânia é de 360 km^2. A Palestina tem vista para a parte norte do Golfo de Aqaba. Tem uma linha costeira de 10,5 km^2 no extremo sul. Tem uma fronteira com o território egípcio. A sua ligação específica a Ras Tabah, no Golfo de Aqaba, é feita através de Rafah. A população estimada da Palestina em meados de 2017 é de 5 milhões de pessoas, divididas em 3 milhões na Cisjordânia e 2 milhões na Faixa de Gaza (Gabinete Central de Estatísticas da Palestina, 2017).
A Faixa de Gaza está situada ao longo do Mar Mediterrâneo, a nordeste do Sinai. A região fica a cerca de 363 km^2, e é uma das áreas mais densamente povoadas. A população da Faixa de Gaza é de aproximadamente 2 milhões de habitantes. A maioria da população é muçulmana, 98,0% a 99,0%, enquanto os cristãos constituem menos de 1,0% da população. A Cidade de Gaza é o centro administrativo e a principal cidade da Faixa de Gaza. Beit Lahia e Beit hanoun no norte, e Rafah e Khan Yunis no sul (Gabinete Central de Estatísticas da Palestina, 2017).

1.7.2 Situação socioeconómica no hospital governamental, Faixa de Gaza:

O sector da saúde na Palestina sofreu muito com as práticas das forças de ocupação israelitas, tendo sofrido muitas perdas materiais. As forças de ocupação israelitas destruíram muitas ambulâncias e hospitais. Além disso, de acordo com os relatórios do Ministério da Saúde (2018), o sector da saúde na Faixa de Gaza está prestes a entrar em colapso quase total com o declínio dos serviços na maioria dos hospitais e instalações do Ministério da Saúde no sector devido à falta de medicamentos e ao esgotamento do combustível necessário para operar geradores. Além disso, o problema da eletricidade continua a existir durante muito tempo e não há disponibilidade de ambulâncias especiais para transferir doentes e casos urgentes.

O sector da saúde na Faixa de Gaza está a sofrer uma grave crise, que atingiu o fim dos geradores eléctricos em alguns hospitais e centros de saúde. Além disso, os empregados de limpeza deixaram de trabalhar por não terem recebido os seus direitos financeiros. Este é um grande e enorme problema de saúde nos hospitais centrais, para além da entrada de medicamentos importantes para o trabalho de parto, indução do parto, bebés prematuros, doentes oncológicos, doentes com talassemia e diálise e outros, o que exige a intensificação de esforços e neutralizar o ficheiro de doentes de conflitos políticos (MOH, 2018).

1.7.3 Sistema de saúde e serviços de maternidade nos hospitais públicos da Faixa de Gaza

A área do presente estudo incluiu os principais hospitais governamentais (Shifa, Nasser, Aqsa, Emaraty). Para uma melhor explicação geográfica, o Complexo Médico Shifa está situado na região centro-ocidental da cidade de Gaza, com uma capacidade de cerca de 478 camas. Este hospital foi criado em 1964. Os serviços mais importantes prestados pelo Complexo Médico Al Shifa são a cirurgia cardíaca, as queimaduras, a cirurgia plástica, a cirurgia vascular e outras cirurgias especializadas (MOH, 2016). Maternidade situada na parte ocidental de

Hospital Al-Shifa. Contém cerca de 10 departamentos com 159 camas, um berçário especial e 6 salas de operações. A sala de partos, situada no segundo andar, na parte leste do hospital, contém 12 camas de parto preparadas para o processo de parto e uma sala isolada preparada para o parto de mães com hepatite B ou C. Cerca de 16 parteiras trabalham na sala de partos. O número de partos neste departamento ultrapassa os 1000 partos por mês. Além disso, a taxa de ocupação das camas foi registada em 100% no departamento de maternidade (MOH, 2017).

O Complexo Médico Nasser está situado na zona ocidental de Khan Younis, na rua Al Bahr. Foi criado em 1958 e ocupa uma área de 5000 m^2 com capacidade para cerca de 270 camas. Serve os residentes da província ocidental de Khan Younis e inclui dois hospitais: Hospital Nasser, especializado em cirurgia e secções médicas, incluindo o departamento médico, o departamento de cardiologia, o departamento de cuidados intensivos, a cirurgia geral, a urologia, a cirurgia do ouvido, do nariz e da garganta, a cirurgia plástica, a neurologia, a urologia e a ortopedia (MOH, 2016). Os departamentos de maternidade estão localizados na parte sul do hospital Nasser. É constituída por 3 departamentos com 52 camas, uma unidade de cuidados intensivos neonatais e 2 salas de operações. A sala de partos, situada no primeiro andar, na parte leste do hospital, contém 13 camas de parto bem preparadas para o processo de parto. Há cerca de 15 parteiras a trabalhar na sala de partos. O número de partos neste departamento ultrapassa os 800 partos por mês. Além disso, a taxa de ocupação de camas foi registada em 153,4% no departamento de maternidade do Hospital Nasser, que foi a taxa mais elevada de ocupação de camas em todos os hospitais (MOH, 2017).

O Hospital dos Mártires de Al-Aqsa é o único hospital da região central que presta serviços de tratamento clínico, prestando cuidados e tratamento a cerca de 300 mil pessoas, com capacidade para 163 camas. Ao mesmo tempo, é considerado um hospital público que presta serviços de 10 especialidades, para além do acolhimento de urgências, que recebe anualmente 95 mil referências, bem como o acompanhamento hospitalar de doentes em regime ambulatório. Este hospital foi criado à pressa em 2001, após a eclosão da Intifada de Al-Aqsa. Além disso, o Ministério da Saúde e os organizadores do hospital estão a trabalhar diligentemente no desenvolvimento permanente do hospital em termos de construção e de aumento do número de pessoal médico especializado e distinto. O hospital está a receber muitas delegações árabes e estrangeiras para a realização de serviços que necessitam de tratamento médico no estrangeiro, para além da transferência destas novas experiências e competências para os médicos do hospital, procurando a excelência e a prestação de melhores serviços (MOH, 2016).

O departamento de maternidade situa-se na parte leste do hospital Al-Aqsa. É composto por 3 departamentos com 52 camas, uma unidade de cuidados neonatais e uma sala de operações. A sala de partos, situada no primeiro andar da parte leste do hospital, contém 3 camas de parto bem preparadas para o processo de parto. Há cerca de 16 parteiras a trabalhar na sala de partos. O número de partos neste departamento ultrapassa os 600 partos por mês. Além disso, a taxa de ocupação das camas foi registada em 64,6% nos departamentos de maternidade (MOH, 2017).

O Hospital Al Helal Emaraty é o único hospital governamental especializado em serviços de obstetrícia e ginecologia na Faixa de Gaza e está situado no bairro de Tal al-Sultan, a oeste da província de Rafah. Foi criado em 2005 numa área de 4000 m^2 e serve o segmento populacional localizado na província de Rafah com capacidade para cerca de 46 camas. É composto por departamentos de parto natural, unidade de cuidados neonatais intensivos, sala de partos, operações, receção e emergência, laboratório e radiologia (MOH, 2016).

Os departamentos de maternidade do hospital Emaraty são constituídos por 3 departamentos com 46 camas para doentes, uma unidade de cuidados neonatais e 2 salas de operações. A sala de partos, situada no primeiro andar, na parte leste do hospital, contém 12 camas de parto bem preparadas para o processo de parto. Há cerca de 10 parteiras a trabalhar nos departamentos de parto. O número de partos neste departamento ultrapassa os 600 partos por mês. Além disso, a taxa de ocupação das camas foi registada em 82,8% no departamento de maternidade (MOH, 2017).

1.7.4 Caraterísticas do campo de ação das parteiras:

A parteira é reconhecida como uma profissional responsável e responsabilizável que trabalha em parceria com as mulheres para dar o apoio, os cuidados, os serviços e os conselhos necessários durante a gravidez, o trabalho de parto e o período pós-parto, para conduzir os partos sob a sua própria responsabilidade e para prestar cuidados ao recém-nascido e ao bebé. Estes cuidados incluem medidas preventivas, a promoção de partos normais, a deteção de complicações na mãe e no seu filho, o acesso a cuidados médicos ou outra assistência adequada e a realização de medidas de emergência (ICM, 2017).

Para além disso, a parteira tem uma tarefa importante no aconselhamento, educação e sensibilização para a saúde, não só da mulher, mas também da família e da comunidade. A educação pré-natal e a preparação para a parentalidade são as tarefas mais importantes da parteira e mesmo estas tarefas podem ser alargadas à saúde da mulher, à saúde sexual e reprodutiva e aos cuidados infantis (ICM, 2017).

De acordo com o Ministério da Saúde (2018), o número de enfermeiros e parteiras que trabalham nas instalações do Ministério da Saúde na Faixa de Gaza era de 2 665 enfermeiros e 259 parteiras em 2017.

Além disso, o número total de parteiras e enfermeiras que trabalham em todos os departamentos de maternidade em quatro hospitais governamentais (Shifa, Nasser, Aqsa, Emaraty) foi de 413 parteiras e enfermeiras. Prestam cuidados de obstetrícia e enfermagem que incluem cuidados pré-natais, intra-natais, pós-natais, de alto risco, casos ginecológicos, cirurgia obstétrica e ambulatório (Safe Birth Report, 2018).

Além disso, de acordo com o relatório anual dos cuidados de saúde primários (2017), as parteiras que trabalham no departamento de saúde da mulher nos cuidados de saúde primários do Ministério da Saúde da Gâmbia prestam cuidados de saúde materna e infantil que incluem Cuidados pré-concepcionais, cuidados pré-natais, cuidados pós-parto e sistema de referência para gravidezes de alto risco, aconselhamento sobre saúde reprodutiva, planeamento familiar, visitas domiciliárias, vacinação, rastreio e educação e promoção da saúde.

Além disso, as realizações e os êxitos mais importantes do Ministério da Saúde para as parteiras são os programas de iniciativa hospitalar favoráveis ao aleitamento materno e aos bebés, o modelo de cuidados liderado por parteiras para o programa de parto natural, os programas de cuidados neonatais essenciais precoces, a equipa de enfermagem de maternidade e obstetrícia dos hospitais, o comité de parto seguro, a formação em serviço, o diploma profissional em obstetrícia, a atualização do diploma de obstetrícia para bacharelato e o primeiro dia científico da obstetrícia em 14 de março de 2017 (Safe Birth Report, 2018).

1.7.5 Serviços de cuidados de saúde materno-infantis na GS:

Os serviços de saúde materno-infantil (MCH) têm as suas raízes nos primeiros serviços de saúde comunitários que prestavam cuidados de saúde às mulheres grávidas e aos seus filhos. Além disso, os serviços de saúde materno-infantil são responsáveis pelo desenvolvimento e coordenação dos serviços de saúde para as mulheres e os seus filhos. O seu âmbito de aplicação abrange todas as divisões, instalações e áreas que contribuem para garantir a saúde, a segurança e o bem-estar da população de saúde materno-infantil (Ministério da Saúde das Baamas, 2011).

De acordo com os Relatórios do Ministério da Saúde (2018), os serviços de saúde são prestados à população de SMI, que inclui todas as mulheres em idade reprodutiva, todas as mulheres grávidas, bebés, crianças e suas famílias, através de uma rede de hospitais, instalações, clínicas, programas e visitas domiciliárias. Os objectivos dos serviços de SMI no Ministério da Saúde eram reduzir a doença e a morte entre os grupos-alvo das populações materna, pré-natal, neonatal e pré-escolar, reduzir a doença, a morte e os riscos para a saúde das mães e das crianças, e estabelecer um programa de saúde reprodutiva e planeamento familiar que facilite a adoção de um comportamento sexual responsável, padrões reprodutivos e parentalidade.

De acordo com o Relatório sobre o nascimento seguro no primeiro trimestre do relatório do Ministério da Saúde (2018), os serviços de saúde materna e infantil em quatro hospitais principais (Shifa, Nasser, Aqsa, Emaraty) incluíam o número total de admissões foi de 13838 mães, o número total de partos foi de 9694 (73% dos partos vaginais espontâneos e 25% dos partos por cesariana), 98% dos partos vaginais foram preenchidos com o partograma, 98% das avaliações de risco foram efectuadas por parteiras e 74% dos partos foram examinados por parteiras 4 vezes após o parto.

Além disso, os serviços de saúde materna em quatro hospitais principais (Shifa, Nasser, Aqsa, Emaraty) são oferecidos em 40 camas de parto, 22 camas de emergência obstétrica, 256 camas de pacientes, 10 camas de operações obstétricas e 21 camas de ambulatório (Safe Birth Report, 2018). Por conseguinte, em 2017, estes hospitais prestaram serviços de saúde materna a um total de 49 190 mulheres grávidas em departamentos de ambulatório e 108 399 mulheres em departamentos de urgência de maternidade, com uma taxa de ocupação de camas de cerca de 103,0% (MOH, 2018).

Além disso, existem serviços de saúde materno-infantil prestados pela Agência das Nações Unidas de Assistência aos Refugiados da Palestina (UNRWA) na GS, que oferecem serviços de saúde preventivos e curativos para apoiar e promover a saúde dos refugiados palestinianos, desde a pré-conceção, passando pela gravidez, a infância, a adolescência e a idade adulta, até ao envelhecimento ativo. Estes serviços incluem o planeamento familiar, os cuidados pré-concepcionais, os cuidados pré-natais, o acompanhamento pós-natal, os cuidados infantis (acompanhamento do crescimento, exames médicos e imunizações), a saúde escolar, a saúde oral, as consultas externas, os serviços de diagnóstico ou de laboratório e a gestão das doenças crónicas não transmissíveis (United Nations Relief and Works Agency, 2012).

1.8 Definições operacionais

1.8.1 Factores

Uma das várias coisas que afectam ou influenciam uma situação. No presente estudo, contém factores sociodemográficos, organizacionais, profissionais e pessoais.

1.8.2 Parteira

Uma parteira é uma pessoa que concluiu com êxito um programa de formação em obstetrícia reconhecido no país onde se encontra; que adquiriu as qualificações necessárias para ser registada e/ou legalmente licenciada para praticar obstetrícia e usar o título de "parteira"; que demonstra competência na prática e no desempenho da obstetrícia e que trabalha no departamento de maternidade dos hospitais governamentais da Faixa de Gaza .

1.8.3 Enfermeiro

Uma enfermeira é uma pessoa formalmente educada e treinada para prestar cuidados a doentes ou enfermos. O grupo é composto por todas as enfermeiras que trabalham nas maternidades dos quatro principais hospitais públicos.

Uma pessoa que cuida de doentes ou enfermos especificamente e tem um profissional de saúde licenciado que pratica e actua de forma independente ou supervisionada por um médico, cirurgião ou dentista e que é hábil na promoção e manutenção da saúde (Merriam Webster, 2018).

A enfermagem engloba a prestação de cuidados autónomos e colaborativos a indivíduos de todas as idades, famílias, grupos, comunidades e sociedades, doentes ou saudáveis e em todos os contextos. Inclui a promoção da saúde, a prevenção da doença e a prestação de cuidados a pessoas doentes, deficientes e moribundas (OMS, 2016).

1.8.3 Desempenho:

Levar a cabo, realizar ou cumprir (uma função, uma ação ou uma tarefa) (Oxford Concise Dictionary, 1999).

O desempenho profissional refere-se à capacidade de um trabalhador praticar o que sabe, utilizando métodos de formação experienciais e baseados em competências para realizar as tarefas em causa (Uwaliraye et al., 2013).

1.8.4 Qualidade:

A qualidade dos cuidados de saúde materno-infantis é uma componente do direito à saúde e o caminho para a equidade e a dignidade das mulheres e das crianças. A fim de alcançar a cobertura universal da saúde materno-infantil, é essencial prestar serviços de saúde que satisfaçam critérios de qualidade.

A qualidade dos cuidados é a medida em que os serviços de cuidados de saúde prestados aos indivíduos e às populações de doentes melhoram os resultados de saúde desejados. Para o conseguir, os cuidados de saúde devem ser eficazes, eficientes, seguros, atempados, equitativos e centrados nas pessoas (OMS, 2016).

A qualidade dos cuidados prestados às mulheres e aos recém-nascidos é o grau em que os serviços de saúde materna e neonatal aumentam a probabilidade de cuidados atempados e adequados com o objetivo de alcançar os resultados desejados que são consistentes com a prática baseada em evidências, o conhecimento profissional atual e têm em conta as preferências e aspirações de cada mulher e das suas famílias (OMS, 2016).

1.8.5 Organização

A "organização" dos serviços de saúde é um fator determinante do desempenho do sistema de saúde que, atualmente, tem factores organizacionais que reformam os sistemas de cuidados de saúde, como a sobrecarga de trabalho, a falta de pessoal e as motivações nos departamentos de maternidade dos quatro principais hospitais governamentais da Faixa de Gaza: Hospital Shifa, Hospital Al Tahreer, Hospital Al Aqsa e Hospital Al Helal Emaraty.

1.8.6 Profissão

Profissão é qualquer tipo de trabalho que requer formação especial ou uma competência específica, muitas vezes respeitada por envolver um elevado nível de formação e educação (Cambridge English Dictionary, 2018).

Capítulo 2

Revisão da literatura

2.1 Quadro concetual

O quadro concetual do estudo foi baseado na revisão da literatura disponível. O quadro concetual é o mapa que orienta a conceção e a implementação do presente estudo e o seu mecanismo de efeito para ilustrar e resumir todas as variáveis do estudo.

Sociodemográficas:

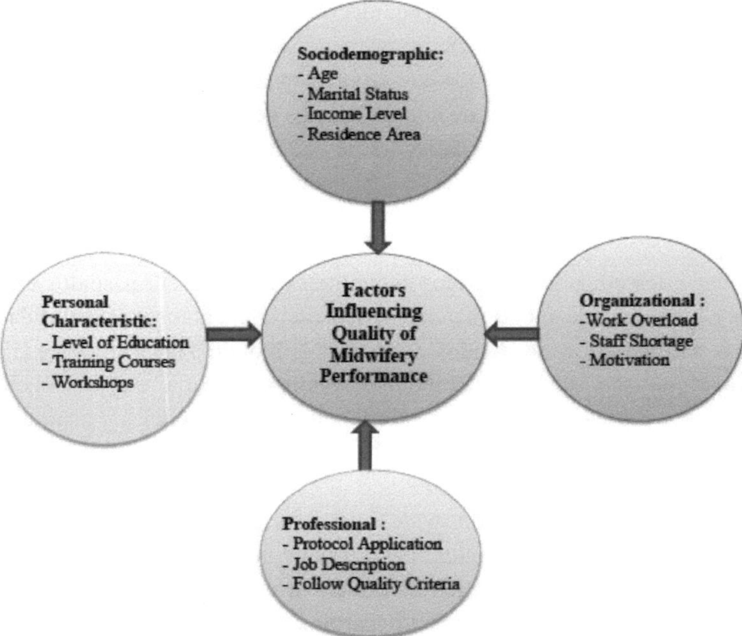

Sociodemográficas:
- Idade - Estado civil - Nível de rendimento - Área de residência
Organização :
-Sobrecarga de trabalho - Falta de pessoal - Motivação
Factores que influenciam a qualidade do desempenho das parteiras
Caraterística pessoal:
- Nível de ensino - Cursos de formação - Workshops
Profissional :
- Pedido de protocolo - Descrição das funções - Seguir os critérios de qualidade

Figura (2.1): Diagrama do quadro concetual

O diagrama ilustra os quatro principais factores que influenciam a qualidade do desempenho das parteiras nos hospitais da província de Gaza, que foram investigados no presente estudo de investigação da seguinte forma

2.1.1 Factores sócio-demográficos:

Os factores sócio-demográficos incluíam a idade, o estado civil, o nível de rendimento e a área de residência das parteiras que trabalham no departamento de maternidade dos hospitais do Ministério da Saúde (MS).

2.1.2 Factores organizacionais:

Os factores organizacionais são os segundos factores que podem afetar o desempenho das parteiras, incluindo a sobrecarga de trabalho, a falta de pessoal e a motivação.

2.1.3 Factores caraterísticos pessoais:

Este foi o terceiro fator que afectou o desempenho das parteiras, incluindo o seu nível de educação (Diploma, Bacharelato e Mestrado), cursos de formação e workshops.

2.1.4 Factores profissionais:

Os factores profissionais são os últimos factores que influenciam o desempenho da parteira, incluindo: Aplicação do protocolo, descrição das funções e cumprimento dos critérios de qualidade.

2.2 Revisão da literatura

2.2.1 Antecedentes

A qualidade implica atingir e ultrapassar um nível aceitável de desempenho através da prestação de cuidados e serviços seguros e eficazes. Trata-se de um conceito direto, que não é simples de definir nem de medir, mas que é, no entanto, fundamental para a eficácia dos serviços de saúde modernos. Por esta razão, a melhoria da qualidade tornou-se uma componente completa da prestação eficaz de cuidados de saúde e é obrigatória em alguns países onde há obrigações de cumprir e trabalhar com normas para os cuidados de saúde (Health Information and Quality Authority, 2013).

A prevenção e a gestão eficazes da gravidez, do parto e das complicações precoces do recém-nascido são susceptíveis de reduzir significativamente o número de taxas de mortalidade e morbilidade, de nados-mortos relacionados com o anteparto e o intraparto e de mortes neonatais precoces. Por conseguinte, a melhoria da qualidade dos cuidados preventivos e curativos durante este período crítico pode ter o maior impacto na sobrevivência materna, fetal e do recém-nascido (OMS, 2016).

2.2.2 Qualidade

A definição de qualidade implica estabelecer e seguir normas para um nível aceitável de desempenho. A definição mais comum e mais amplamente aceite para a qualidade nos cuidados de saúde foi oferecida pelo Instituto de Medicina como o grau em que os serviços para indivíduos e populações aumentam a probabilidade de resultados desejados e são consistentes com a prática baseada em evidências e com o conhecimento profissional atual (HIQA, 2013). Para as mães e os recém-nascidos, o período em torno do parto é o mais crítico para salvar o maior número possível de vidas e prevenir os nados-mortos. Neste contexto, a OMS elaborou uma visão global em que 'todas as mulheres grávidas e recém-nascidos recebem cuidados de qualidade durante a pré-conceção, a gravidez, o parto e o período pós-natal, esta visão está alinhada com duas agendas de ação global complementares conceptualizadas pela OMS e parceiros, nomeadamente estratégias para acabar com a mortalidade materna evitável e o plano de ação para todos os recém-nascidos (OMS, 2016).

Para monitorizar e gerir eficazmente a qualidade e a segurança dos cuidados de saúde, é essencial que os aspectos da prestação de cuidados de saúde sejam medidos (HIQA, 2013).

Dunagan et al., (2017), Institute of Medicine (IOM), (2005), e WHO, (2006) explicam os seis domínios de qualidade dos cuidados de saúde da seguinte forma

Eficazes: São os cuidados baseados em provas que ajudam a garantir resultados óptimos e a evitar a subutilização e a utilização indevida. A análise de dados e as tecnologias para a gestão da saúde da população podem ajudar os médicos a prescrever os tratamentos mais eficazes para os doentes, porque estas tecnologias avaliam os dados guardados no registo médico de um doente e comparam-nos com os resultados do plano de tratamento de doentes com perfis semelhantes.

Eficiente: A prestação de cuidados de qualidade exige a redução do desperdício de equipamento, ideias, consumíveis e energia. Existem literalmente centenas de tecnologias centradas na redução do desperdício que podem ser implementadas em todas as áreas de um hospital. De facto, o manuseamento de papel é frequentemente uma fonte de quebra de eficiência. A captura inteligente de informações, o fluxo de trabalho automatizado e as tecnologias de gestão de documentos podem reduzir a dispendiosa criação, encaminhamento e retenção de papel em todas as áreas da empresa, desde as contas a receber aos recursos humanos e aos departamentos de gestão da informação de saúde (Dunagan et al., 2017; IOM, 2005; OMS, 2006).

Centrada no doente: A prestação de cuidados deve respeitar e responder às preferências, valores e necessidades individuais dos doentes. Além disso, estes valores devem orientar todas as decisões clínicas. Para prestar verdadeiros cuidados centrados no doente, é essencial que todos os intervenientes clínicos tenham uma visão abrangente de todo o historial clínico de cada doente. Isto inclui informações discretas, documentação clínica e todas as imagens médicas.

Um sistema de gestão de conteúdos empresariais e uma solução de imagiologia empresarial que inclua um arquivo neutro em termos de fornecedor e componentes de visualização empresarial podem ajudar a tornar toda a informação do doente acessível a partir de plataformas clínicas essenciais, proporcionando uma base informativa para cuidados centrados no doente (Dunagan et al., 2017; IOM, 2005; OMS, 2006).

Segurança: Os doentes não devem ser prejudicados enquanto recebem os cuidados que se destinam a ajudá-los. Um vasto sistema de tecnologias pode ajudar a apoiar esta atitude e esforço. Por exemplo, o software de apoio à decisão clínica pode alertar os médicos para potenciais interações medicamentosas adversas ou possíveis diagnósticos alternativos dos doentes. Do mesmo modo, os sistemas de gestão de medicação em circuito fechado baseados em códigos de barras podem garantir que o doente certo recebe a medicação certa, na dose certa, pela via certa e na altura certa. Mesmo uma tecnologia básica e essencial, como um sistema sólido de gestão de documentos, pode alertar o pessoal-chave para deficiências nos registos dos doentes que podem afetar negativamente a conformidade regulamentar e a qualidade geral dos cuidados (Dunagan et al., 2017; IOM, 2005; OMS, 2006).

Equitativos: A qualidade dos cuidados não deve variar em função de caraterísticas pessoais, como o sexo, a etnia, a localização geográfica e o estatuto socioeconómico. As tecnologias modernas, como a telemedicina e a monitorização remota dos doentes, levam os mais elevados níveis de cuidados até aos locais mais rurais. Estas ferramentas estão finalmente a eliminar os desafios físicos aos cuidados de saúde que, no passado, impediam frequentemente uma verdadeira justiça. Como pode ver, embora alcançar a qualidade dos cuidados de saúde seja mais importante e desafiante do que nunca, várias tecnologias podem ajudar os prestadores a gerir este desafio e barreiras. Certifique-se de que está a equipar os seus profissionais de qualidade com as ferramentas de que necessitam para otimizar o seu impacto no sistema de saúde e nos seus doentes (Dunagan et al., 2017; IOM, 2005; OMS, 2006).

Em tempo útil: A redução dos tempos de espera e dos atrasos potencialmente prejudiciais tanto para quem recebe como para quem presta cuidados tem um grande impacto na qualidade e na saúde materno-infantil. As tecnologias, como os sistemas de rastreio e o software de fluxo de trabalho automatizado que simplificam o tráfego de doentes e os processos clínicos através da automatização de tarefas manuais e da aceleração dos tempos de ciclo, podem ajudar a garantir e a conseguir uma prestação de cuidados atempada (Dunagan et al., 2017; IOM, 2005; OMS, 2006).

Um serviço de saúde de qualidade fornece a gama de serviços que satisfazem as necessidades de saúde mais importantes da população (incluindo serviços preventivos) de forma segura e eficaz, sem desperdício e dentro de regulamentos de nível superior. Por outras palavras, um serviço de saúde de qualidade presta cuidados com base nas necessidades avaliadas da população, utilizando recursos finitos de forma eficiente para atingir impactos óptimos, melhorar a saúde e minimizar os riscos e complicações associados à prestação de cuidados de saúde (HIQA, 2013).

2.2.3 Importância da qualidade do desempenho

A qualidade dos cuidados de saúde é essencial para que se registem progressos na redução das mortes maternas e neonatais. A integração de parteiras e enfermeiros instruídos, formados, regulamentados e licenciados nas organizações de saúde está associada à melhoria da qualidade dos cuidados, à garantia da saúde materna e à diminuição sustentada da mortalidade e morbilidade materna e neonatal (Hedayati & Pourmajidian, 2016). Melhorar a qualidade do desempenho das parteiras implica colmatar a lacuna entre o nível atual e o nível esperado de desempenho das parteiras (Health Info rmation and Quality Authority, 2013).

Além disso, a OMS (2016), definiu prioridades para melhorar a qualidade dos cuidados maternos e neonatais para utilização por planeadores, gestores e prestadores de cuidados de saúde para: preparar normas nacionais e subnacionais de cuidados baseadas em evidências para garantir serviços de saúde materna e neonatal eficazes e de alta qualidade na altura do parto. Além disso, introduzir os padrões esperados de cuidados e de prestação de cuidados, a fim de identificar os componentes dos cuidados que necessitam de ser melhorados para garantir um serviço de elevada qualidade. Além disso, utilizar os recursos disponíveis para obter resultados óptimos em matéria de cuidados de saúde e melhorar a utilização e a satisfação das mulheres, das famílias e das comunidades com os serviços de saúde materna e neonatal. Além disso, monitorizar as melhorias dos serviços, mostrar que estão a ser prestados cuidados ou serviços maternos e neonatais de elevada qualidade e destacar as áreas a melhorar. Por último, fornecer uma referência para as auditorias nacionais dos estabelecimentos de saúde, a acreditação e a recompensa pelo desempenho dos prestadores de serviços.

De acordo com Cho & Han (2018), consideraram que a perceção da qualidade do desempenho de enfermagem produziu um ambiente de trabalho de enfermagem ao nível da unidade e um desempenho de promoção da saúde ao nível individual. Além disso, sugeriram que os hospitais deveriam concentrar-se em ajudar os enfermeiros a manter um estilo de vida saudável, bem como em melhorar as situações de trabalho, a fim de melhorar a qualidade do desempenho de enfermagem. Além disso, sugeriram que os esforços organizacionais para fornecer pessoal e recursos suficientes, e para aumentar o desenvolvimento de recursos pessoais entre os enfermeiros e promover a responsabilidade pela sua própria saúde, poderiam ser estratégias eficazes para melhorar a qualidade do desempenho de enfermagem e os resultados para os doentes.

Além disso, o conhecimento dos enfermeiros sobre o significado de um desempenho de enfermagem de qualidade para os enfermeiros praticantes tem potencial para aperfeiçoar a disciplina e facilitar as mudanças na prática, conduzindo a melhorias na qualidade dos cuidados e nos resultados para os doentes (Burhans & Alligood, 2010).

Horton & Astudillo (2014) sublinharam que o reforço do desempenho das parteiras é fundamental para melhorar a qualidade dos cuidados e alcançar os esforços internacionais; no entanto, a implementação de parteiras educadas, formadas, regulamentadas e licenciadas continua a ser inconsistente, resultando em desafios críticos e barreiras ao progresso.

Foi realizado um estudo descritivo e de correlação com todos os enfermeiros que trabalhavam em hospitais associados à Universidade de Ciências Médicas de Isfahan, no Irão. O tamanho da amostra foi de 120 dos enfermeiros mencionados. Os resultados desse estudo mostraram que existia uma relação direta e significativa entre o desempenho profissional e a qualidade de vida no trabalho em todos os aspectos. De acordo com os resultados da investigação, era importante ter em conta o local de trabalho e a qualidade de vida profissional dos enfermeiros para melhorar a produtividade e o desempenho dos enfermeiros. O investigador concluiu que a instituição e os gestores de enfermagem devem utilizar programas que possam melhorar a qualidade de vida profissional dos enfermeiros nos hospitais (Rastegari et al.,2010).

Assim, a OMS, (2016) concluiu que os gestores devem ser adoptados e racionalizados no âmbito das estratégias e quadros nacionais de qualidade dos cuidados para a prestação de serviços de saúde materna e neonatal, a fim de garantir que os serviços prestados sejam de alta qualidade, e a implementação será apoiada por orientações passo a passo para o país, que descrevem os principais processos e acções para a construção de capacidades organizacionais e individuais para organizar, preparar, implementar, monitorizar e ampliar as intervenções de melhoria da qualidade para alcançar padrões óptimos de cuidados maternos e neonatais.

2.2.4 Desempenho das parteiras

Uma parteira registada que avalia os planos, avalia o trabalho de parteira e orienta a sua implementação lidera a equipa de parteiras. As parteiras registadas são as principais responsáveis pelos cuidados diretos aos doentes e devem assegurar que esta prioridade se reflecte no trabalho que realizam. A prioridade das profissões de obstetrícia e enfermagem é a prestação de serviços de obstetrícia e enfermagem de elevada qualidade a pessoas em qualquer contexto (Australian Nursing and Midwifery Federation Guideline, 2015)

De acordo com Sehhatie et al. (2014), as parteiras são responsáveis por prestar cuidados e apoio ao parto das mães em partos não complicados. A qualidade e a forma de prestação de cuidados obstétricos são alguns dos factores que afectam os resultados do parto. As funções e acções da parteira durante estas fases críticas da vida da mulher podem conduzir a diferentes resultados que vão da vida à morte e da saúde às lesões físicas, com efeitos significativos e críticos na saúde mental e emocional da mãe e da criança.

O desempenho profissional pode afetar a qualidade de vida; por conseguinte, Almalki et al., (2012) avaliaram a qualidade de vida profissional dos enfermeiros dos cuidados de saúde primários na região de Jazan, na Arábia Saudita. O estudo revelou que os enfermeiros estavam insatisfeitos com a sua vida profissional. Os principais factores de influência foram os horários de trabalho inadequados, a falta de instalações para os enfermeiros, a incapacidade de equilibrar o trabalho com as necessidades familiares, a inadequação do tempo de férias para os enfermeiros e as suas famílias, as práticas deficientes em termos de pessoal, gestão e supervisão, a falta de oportunidades de desenvolvimento profissional e um ambiente de trabalho inadequado em termos de nível de segurança, material e equipamento de cuidados aos doentes e instalações recreativas (área de descanso).

No Irão, foi realizado um estudo com 90 parteiras, para medir a qualidade dos cuidados e o desempenho profissional das parteiras. Os resultados mostraram que existia uma correlação positiva entre a satisfação profissional e o desempenho profissional das parteiras. Por conseguinte, recomenda-se que os gestores dos cuidados de saúde prestem apoio organizacional às parteiras para melhorar o seu desempenho profissional (Talasaz et al., 2014).

Foi referido que os enfermeiros e os prestadores de cuidados de saúde do hospital público com níveis mais elevados de stress ocupacional têm níveis mais baixos de desempenho profissional (Nabirye et al, 2011).

2.2.5 Factores sociodemográficos e qualidade do desempenho

É importante compreender as percepções das parteiras sobre o seu trabalho e os factores que influenciam o seu desempenho. Por conseguinte, identificar o efeito dos factores sociodemográficos no desempenho das parteiras é de grande importância para melhorar a qualidade do desempenho das parteiras. Os factores sociodemográficos são informações de base importantes sobre a população de interesse, como a idade, o sexo, a raça, o rendimento, o nível de escolaridade e a localização geográfica (A dictionary terms, 2016).

2.2.5.1 Idade e desempenho da parteira

A idade da mão de obra de enfermagem é um tema de importância internacional. No entanto, mais do que um problema a ser rectificado ou resolvido, as alterações demográficas que estão a impulsionar o atual perfil laboral maduro da enfermagem e da obstetrícia proporcionam uma oportunidade para desenvolver um processo de força de trabalho equilibrado e mais sustentável (Avictorian Government Initiative, 2010). Em termos locais, nas estatísticas do GS, foi relatado que a idade média das parteiras era de 30-45 anos, o que constitui 70% de outros grupos etários (MOH, 2018). No entanto, as tendências globais podem estar a afetar os padrões de participação dos enfermeiros e parteiras mais velhos. Durante um período de sete anos, a proporção de enfermeiros com 40-60 anos aumentou de 30% em 2001 e 2004 para mais de 60% em 2007 (Eley et al., 2010).

Além disso, um estudo realizado por Mollarta et al., (2011) investigou a relação entre o desempenho das parteiras e as experiências de idade, concluindo que as parteiras que passaram mais tempo na profissão (21 anos ou mais) experimentaram mais entusiasmo e prestaram melhores cuidados em comparação com outros grupos. Além disso, Almalki et al. (2012) concluíram que a qualidade de vida profissional dos enfermeiros não variava em função do género, da idade, do estado civil e dos filhos a cargo.

Outro estudo realizado por Ojokuku e Salami (2011) indicou que a idade e a relação entre a direção e o pessoal influenciam positivamente o desempenho dos trabalhadores, enquanto os anos de experiência têm uma relação negativa com o desempenho. Além disso, outro estudo teve como objetivo determinar as diferenças na saúde, produtividade e qualidade dos cuidados em enfermeiros mais jovens e mais velhos. Em termos de qualidade dos cuidados, o estudo relatou que o desempenho dos enfermeiros jovens é igual ao dos enfermeiros mais velhos, uma vez que não se registaram diferenças no número de erros de medicação cometidos entre os enfermeiros mais jovens e os mais velhos (Letvak, et al., 2013).

2.2.5.2 Estado civil e desempenho da parteira

Sabe-se que o estado civil se refere à condição de ser casado ou solteiro. A investigação sobre o estado civil revelou que as mulheres são consideradas menos adequadas para o emprego após o casamento, enquanto os homens são considerados mais adequados para o emprego após o casamento (Jordan & Zitek., 2012). Além disso, os trabalhadores casados são tratados como menos adequados para o emprego, especialmente as mulheres, em comparação com os homens, mas, em geral, tanto os homens como as mulheres enfrentam diferenças no seu desempenho, mesmo sendo casados, solteiros e divorciados (Padmanabhan & Magesh, 2016). Além disso, após o casamento, espera-se que o desempenho das mulheres trabalhadoras diminua e afecte negativamente, mas não o dos homens (Jordan & Zitek., 2012).

Um estudo quantitativo realizado na Nigéria por Umoe et al., (2015) investigou a influência do estado civil na atitude das parteiras em relação ao exame clínico estruturado objetivo (OSCE) como método de avaliação para o programa de obstetrícia, e como isso afecta o seu desempenho no exame. Os resultados mostraram que o estado civil influencia significativamente a perceção das parteiras em relação ao OSCE. No entanto, não existe uma influência significativa do estado civil na atitude das parteiras em relação ao OSCE. Outro estudo foi realizado na Palestina para determinar os factores que afectam o desempenho dos enfermeiros. A amostra do estudo foi constituída por 181 enfermeiros que trabalham nos hospitais do distrito de Hebron, na Cisjordânia, tendo-se concluído que não existe uma correlação significativa entre o estado civil e o desempenho dos enfermeiros (Qteat & Sayej, 2014). Além disso, Nabirye et al., (2011) referiram que o desempenho profissional dos enfermeiros é afetado pelo número de filhos.

2.2.5.3 Nível de rendimento e desempenho das parteiras

O salário de uma enfermeira parteira pode variar consoante a entidade empregadora, a formação e a área de especialidade, mas, em geral, o leque salarial é excelente. Tal como muitos outros empregos na área da medicina, os enfermeiros obstetras podem render-lhe um salário bastante decente. De acordo com o manual de perspectivas profissionais actuais do gabinete de estatísticas do trabalho dos Estados Unidos, os salários reais podem variar muito com base na especialização dentro do campo, localização, anos de experiência e uma deferência de outros factores (All Nursing Schools Report, 2018). No entanto, a utilização de uma estratégia de remuneração baseada no desempenho pode proporcionar a um profissional de saúde uma motivação adicional para fazer o seu trabalho da melhor forma possível (Woods, 2018).

Um estudo realizado no Malawi concluiu que uma remuneração financeira insuficiente tinha um impacto negativo no desempenho (Bradley & McAuliffe, 2009). Por conseguinte, outro estudo realizado no Gana, que incluiu 200 enfermeiros, revelou que os factores que poderiam ajudar a reter os enfermeiros e a melhorar o seu desempenho incluíam o aumento dos salários, os incentivos, a oportunidade de melhorar o desempenho e um ambiente de trabalho favorável (Boateng, 2014).

Outro estudo realizado no Irão por Hedayati & Pourmajidian, (2016) teve como objetivo investigar e descrever os principais factores que influenciam a motivação profissional entre 44 parteiras. Os resultados forneceram uma visão abrangente da motivação entre as parteiras e indicaram que a baixa motivação e a insatisfação eram comuns e podem ser atribuídas ao salário e à remuneração.

2.2.5.4 Área de residência da parteira e desempenho

O sucesso dos serviços materno-infantis depende de vários factores, como um sistema de saúde bem desenvolvido, fortes sistemas de referência e ligações, disponibilidade de redes de transporte, área de residência e serviços de emergência (Sarfraz & Hamid, 2014). Os enfermeiros rurais exercem a sua atividade em ambientes hospitalares e comunitários fora das cidades e das grandes cidades.

Estes enfermeiros utilizam o pensamento crítico e as capacidades de tomada de decisão, uma vez que em muitos hospitais rurais de pequena dimensão só há um ou dois enfermeiros em cada turno. Em caso de acontecimentos inesperados, como uma emergência, será chamado outro pessoal para prestar assistência (Nursing and Midwifery Office in Australia, 2018).

No Paquistão, foi efectuado um estudo para avaliar os desafios que se colocam à prestação de cuidados maternos qualificados com base nas experiências das parteiras comunitárias. Os resultados deste estudo detectaram que as parteiras comunitárias estão a lutar pela sobrevivência nas zonas rurais enquanto prestadoras de cuidados maternos, uma vez que não têm formação adequada, não dispõem de recursos suficientes para prestar serviços na sua região de influência e não dispõem de meios para se integrarem no sistema de saúde distrital (Sarfraz & Hamid, 2014).

Além disso, Tarimo et al., (2018) relataram que a Tanzânia está a sofrer uma grave escassez de recursos humanos para a saúde, o que representa uma séria ameaça e barreiras à qualidade dos serviços de saúde, particularmente nas zonas rurais. Os resultados destacaram o desempenho e as competências auto-percebidas dos enfermeiros e parteiras inscritos na luta para satisfazer as necessidades de saúde materno-infantil e comunitária. Além disso, estes resultados evidenciaram as deficiências do sistema de cuidados de saúde no apoio e desenvolvimento de um número adequado de profissionais de saúde qualificados, de modo a satisfazer as necessidades de cuidados de saúde de todos os cidadãos, incluindo os das zonas rurais.

2.2.6 Factores organizacionais e qualidade do desempenho

As organizações de saúde são um dos maiores prestadores de serviços à comunidade. Por conseguinte, a qualidade das organizações e da vida profissional é um processo através do qual os trabalhadores, os gestores e as partes interessadas das organizações aprendem a trabalhar melhor em conjunto para melhorar simultaneamente a qualidade de vida do pessoal e a eficácia organizacional (Daubermann & Pamplona 2012; Heidari et al., 2010). Além disso, os enfermeiros e as parteiras são o maior grupo de trabalhadores nas organizações de cuidados de saúde. As parteiras desempenham um papel importante na representação da competência das organizações. As suas atitudes e comportamentos em relação aos doentes têm uma influência significativa na perceção da qualidade do serviço. A perceção do sucesso da transferência do paciente pode ser influenciada pela perceção de factores organizacionais, como o trabalho em equipa, o facto de a liderança do hospital demonstrar que a segurança é uma prioridade e a existência de pessoal suficiente (Richter et al., 2014).

Além disso, os factores organizacionais estão ligados ao ambiente quotidiano em que os profissionais de saúde desempenham as suas funções e o seu nível de desempenho em enfermagem pode ser afetado pelos seguintes factores, entre outros: carga de trabalho, trabalho noturno, disponibilidade de recursos, escassez de material e apoio e motivação do gestor

que, em última análise, afectam os serviços prestados aos doentes, a visão e a missão da organização e a situação dos cuidados de saúde na Palestina. Alguns destes factores são identificados e selecionados para avaliar o seu efeito no desempenho dos enfermeiros. Estes factores foram selecionados com base em estudos anteriores e na revisão da literatura, tendo-se verificado que a situação política na Palestina desempenha um papel importante nestes factores, como o aumento da procura de seguros de saúde e a dependência da ajuda internacional (Thulth & Sayej, 2015).

Olumodeji & Oluwole (2015) referiram que, no final do século XX, a procura global de qualidade dos cuidados organizacionais foi uma das estratégias para as reformas da saúde. O objetivo era assegurar a prestação de serviços de saúde eficazes e eficientes. Esta procura levou ao reconhecimento da qualidade dos cuidados como um dos principais obstáculos à saúde pública no século XXI. De acordo com Boateng (2014), os factores que podem ajudar a reter os enfermeiros e a melhorar o seu desempenho incluem o aumento dos incentivos, a oportunidade de desenvolvimento da carreira e um ambiente de trabalho favorável.

Além disso, a criação de um local de trabalho atrativo nos hospitais para os enfermeiros registados, através do trabalho independente, com colegas da mesma profissão, integrado na aprendizagem, com progresso visível e recebendo feedback do próprio trabalho, contribuiu para a motivação e melhoria do trabalho (Ahlstedt et al., 2018).

2.2.6.1 Sobrecarga e desempenho da parteira

A sobrecarga de trabalho é uma questão crucial para qualquer organização nos dias de hoje, pois aumenta de dia para dia, produzindo stress e conflitos na vida profissional e diminuindo a moral dos trabalhadores, o que acaba por diminuir o desempenho e reduz o envolvimento dos trabalhadores no seu trabalho (Ali & Farooqi, 2014). Além disso, de acordo com Page (2004), a sobrecarga significa a quantidade de trabalho atribuída ou esperada de um enfermeiro num determinado período, uma medida comum da carga de trabalho é o número de doentes que um enfermeiro supervisiona, indexado como o rácio enfermeiro/doente.

Além disso, o conceito de carga de trabalho em enfermagem é considerado uma questão importante que afecta e é afetada por situações ambientais, factores relacionados com a gestão e molda as caraterísticas dos enfermeiros. Uma carga de trabalho adequada pode levar à prestação de serviços de saúde eficazes e eficientes para atingir a qualidade dos cuidados, o que representa um objetivo desejável para a gestão dos serviços de saúde (Diab & Abu Hamad, 2015). De facto, estão em curso estudos para determinar o impacto da carga de trabalho de enfermagem na natureza dos cuidados prestados e nos resultados dos doentes (Tubbs et al., 2014). Por exemplo, um estudo realizado por Bhattacharya (2012) referiu que a sobrecarga pode conduzir a um stress excessivo no local de trabalho e que os profissionais devem delegar responsabilidades, gerir o tempo de forma eficiente, planear o trabalho e encontrar um equilíbrio entre a vida profissional e a vida privada.

Na Austrália, um estudo incluiu todas as parteiras registadas (152) que trabalhavam em duas maternidades de hospitais públicos. Esse estudo concluiu que o impacto dos anos na profissão, os turnos trabalhados e a carga de trabalho afectavam significativamente a forma como estas parteiras lidavam com a prestação de cuidados às mulheres (Mollart et al., 2011). Além disso, Kalyango et al., (2012) mencionaram que os agentes comunitários de saúde referiram uma elevada carga de trabalho, o que poderia resultar num desempenho inferior. Outro estudo realizado no Uganda por Nabirye et al. (2011) concluiu que mais de 80% dos enfermeiros e parteiras que trabalham em hospitais públicos sofrem de stress no trabalho e apenas 17% estão satisfeitos com o seu trabalho. De acordo com Azizollah et al., (2013) os resultados do estudo mostraram que existia uma correlação negativa entre o stress no trabalho e o desempenho.

2.2.6.2 Escassez de pessoal e desempenho das parteiras

A escassez de pessoal torna o trabalho muito difícil para proporcionar um elevado padrão de trabalho nos hospitais (Bhaga, 2010). Além disso, os recursos humanos com a qualidade de desempenho desejável são os activos mais importantes da organização e aumentam a probabilidade de sucesso, sobrevivência e progresso da organização. As parteiras e os enfermeiros têm um papel fundamental na promoção da saúde das mães e dos bebés (Kheirkhah et al., 2018). Apesar disso, a falta de pessoal afecta a qualidade dos cuidados de enfermagem e de obstetrícia e põe em risco a vida dos doentes. Na GS, os enfermeiros não têm pausas, trabalham em turnos de 12 horas e fazem horas extra não remuneradas para além do que estão contratados. Os cuidados aos doentes são afectados por níveis de pessoal deficientes, ao ponto de a própria sobrevivência dos doentes estar ameaçada e o risco de complicações e readmissão no hospital aumentar (MOH, 2018). Por conseguinte, os principais desafios no domínio da saúde reprodutiva incluem a qualidade e a quantidade de parteiras. O nível de formação não é considerado elevado e o pessoal carece de formações de atualização e de acesso a cursos de formação especializados. Além disso, não existe uma força de trabalho com formação suficiente, o que leva frequentemente a que os enfermeiros tenham de cobrir os postos de parteira nos cuidados de saúde primários, devido à elevada procura de serviços de saúde materno-infantil (Health Cluster in the occupied Palestinian territory, 2014).

A Comissão Europeia emitiu um aviso sobre o défice previsto de 1 milhão de trabalhadores clínicos na Europa até 2020, sendo a escassez de enfermeiros responsável por mais de metade do total. O relatório analisa algumas políticas que poderiam ajudar a resolver o problema (Beishon, 2017). Além disso, o estudo realizado por Al-neami (2016) concluiu que os principais factores que afectam o desempenho profissional dos profissionais de saúde é a escassez de pessoal no trabalho.

A escassez crítica de pessoal qualificado constitui um desafio importante para a prestação de cuidados obstétricos atempados e de qualidade (Dogba & Fournier 2009), o que tem um impacto significativo nos resultados maternos e neonatais. De acordo com Bradley et al. (2015), as preocupações com a escassez de pessoal e a carga de trabalho foram factores-chave para mais de 40% do pessoal que declarou a sua intenção de deixar o seu posto atual e para quase dois terços dos restantes profissionais de saúde que foram entrevistados. Os principais temas que emergiram foram: demasiado pouco pessoal, demasiados doentes; falta de responsáveis clínicos/médicos; competências obstétricas inadequadas; enfraquecimento do desempenho e do profissionalismo; impossibilidade de prestar cuidados de qualidade.

Um estudo realizado por Nabirye et al. (2014) demonstrou que as parteiras adoram o seu trabalho, mas precisam de apoio para prestar cuidados de qualidade. Concluiu que a negligência contínua das preocupações sérias das parteiras conduziria a uma maior escassez à medida que mais parteiras insatisfeitas abandonassem o serviço. Outro inquérito quantitativo e descritivo realizado na Namíbia incluiu 180 enfermeiros selecionados em seis hospitais. Os resultados mostraram que foram identificados factores que afectam negativamente o desempenho dos enfermeiros, como a falta de reconhecimento dos trabalhadores com bom desempenho e as más situações de trabalho. (Awases et al, 2013).

2.2.6.3 Motivação e desempenho da parteira

A motivação é um fator importante para o desempenho das parteiras e para evitar a sua saída do mercado de trabalho. Os factores que motivam as parteiras a entrar e a permanecer no mercado de trabalho podem ser financeiros (aumento dos salários, subsídios, nível de rendimento, etc.) ou não financeiros (ambiente de trabalho, horário de trabalho, disponibilidade de material, ferramentas e consumíveis, supervisão, percurso profissional, reconhecimento, recompensas, etc.) (Rosskam et al., 2011). Por conseguinte, determinar o nível de motivação profissional das parteiras ou enfermeiras e apresentar a situação atual é um dos fatores importantes para aumentar a qualidade dos cuidados e a produtividade nos serviços de saúde (Pinar et al., 2017). Quando os profissionais de saúde têm níveis elevados de satisfação e motivação no trabalho, podem direcionar as suas competências para os objetivos organizacionais e a sua motivação, produtividade, qualidade do serviço, sucessos institucionais e satisfação no trabalho aumentam (Hampton e Peterson 2012; Sarwar e Khalid 2015; Talasaz et al. 2014). Além disso, a baixa motivação e satisfação no trabalho resulta em mudanças frequentes de emprego, desempenho reduzido, ambiente de trabalho negativo, diminuição da lealdade e fidelidade à profissão e à organização (Edoho et al. 2015; Hampton e Peterson 2012; Sarwar e Khalid 2015).

Um estudo realizado no Irão forneceu uma visão abrangente da motivação das parteiras, mencionando que a baixa motivação pode ser atribuída à regulamentação intensiva do trabalho, à descrição funcional do trabalho, à formação em serviço, à oportunidade de emprego e aos mecanismos de avaliação do desempenho (Hedayati, et al, 2016). Além disso, de acordo com Ojokuku e Salami (2011), a fraca motivação dos trabalhadores pode afetar grandemente os resultados em matéria de saúde e a segurança dos doentes. O seu estudo mencionou que o sistema de motivação afecta positivamente o desempenho dos trabalhadores do sector da saúde. Além disso, um estudo realizado no Malavi indicou que a falta de recompensas e de reconhecimento relacionados com o desempenho era considerada particularmente desmotivante (Bradley & McAuliffe, 2009).

Além disso, Dombrovskis et al. (2011) referiram que a motivação no trabalho é o motivo para a satisfação e orientação das necessidades e o fator que impulsiona o interesse, a perseverança e a vontade de atingir os objectivos organizacionais. Criar motivação no trabalho é uma das responsabilidades mais importantes dos gestores, o que também indica a importância da liderança nas organizações de saúde.

Outro estudo realizado na Malásia com 402 enfermeiros indicou que o apoio do supervisor estava positivamente relacionado com o empenho no trabalho. Concluiu-se que o apoio do supervisor é um importante fator de previsão do empenho no trabalho para os enfermeiros (Othman e Nasurdin, 2012).

2.2.7 Factores profissionais e qualidade do desempenho

A obstetrícia, enquanto profissão de cuidados, há muito que tem a tarefa de desenvolver uma base científica para a prática da obstetrícia, a fim de melhorar a prática dos seus membros, de modo a que a qualidade dos serviços prestados aos pacientes tenha os melhores resultados na saúde da mãe e da criança (Olumodeji & Oluwole, 2015). Por conseguinte, a profissão de parteira tem por objetivo satisfazer as necessidades das mulheres e assegurar que os seus membros prestem cuidados de qualidade e tenham os melhores desempenhos. É importante que as parteiras desenvolvam as suas competências e assumam mais responsabilidades, a fim de alcançarem o pleno desempenho que delas se espera (Homer et al., 2009). Além disso, a prática profissional garante que os enfermeiros e as parteiras mantenham a qualidade na prestação de cuidados, evidenciando e avaliando constantemente a sua prática, centrando-se na cultura, política, governação, liderança, regulamentação e legislação da enfermagem e da obstetrícia (South Australians Health, 2017). Além disso, os enfermeiros e as parteiras constituem o maior elemento de recursos humanos nas instituições de saúde e, por conseguinte, têm um grande impacto na qualidade dos cuidados e nos resultados para os doentes (Al Ahmadi, 2009). Foi igualmente referido que os factores profissionais afectam o desempenho das parteiras no serviço de maternidade. Conclui-se a aplicação do protocolo, a descrição das funções e o cumprimento dos critérios de qualidade.

2.2.7.1 Aplicação do protocolo e desempenho da parteira

As diretrizes obstétricas e os protocolos das enfermarias de parto são instrumentos orientados e vinculativos para os trabalhadores das maternidades que visam aumentar a eficácia das intervenções, especialmente em casos de risco, garantir o acesso aos resultados desejáveis do tratamento, reduzir a mortalidade materna e reduzir as complicações nas mães e nos recém-nascidos (protocolo obstétrico palestiniano, 2016). Desempenho unificado dos trabalhadores dos serviços de maternidade, independentemente dos diferentes grupos e escolas médicas que adoptem (MOH, 2016). De acordo com Gutierrez et al (2012), um estudo realizado nos Estados Unidos da América, que aplicou o protocolo de transfusão maciça para a gestão da hemorragia pós-parto, o estudo revelou que a aplicação de tal protocolo proporcionou grandes vantagens para a gestão da hemorragia pós-parto e proporcionou acesso precoce aos resultados desejados para as mães. A adesão mais rigorosa aos protocolos e diretrizes formulados é importante para melhorar ainda mais os resultados da maternidade e o desempenho dos trabalhadores (Sheikh et al, 2011).

Outro estudo realizado por Priya (2014) avaliou o efeito do protocolo nos resultados de hemorragia no hospital; concluiu que o protocolo de hemorragia melhorou a identificação de casos graves de hemorragia pós-parto. Além disso, as diretrizes padronizadas de manejo promoveram ressuscitação agressiva quando a transfusão foi indicada.

2.2.7.2 Descrição das funções e desempenho da parteira

Uma descrição de funções é uma descrição escrita daquilo que se espera que a pessoa que ocupa um determinado posto de trabalho faça, da forma como o deve fazer e da fundamentação dos procedimentos necessários (Catano et al., 2010). Além disso, as descrições exactas das funções são essenciais para o êxito dos trabalhadores no exercício das suas funções, uma vez que ajudam a garantir que o processo de recrutamento e seleção é executado de forma eficaz. As descrições de funções são desenvolvidas e melhoradas através de uma análise das funções, ou seja, o processo de recolha e análise de informações sobre um posto de trabalho, incluindo dados sobre os deveres, responsabilidades e contexto do posto de trabalho, bem como ingredientes críticos como as competências e caraterísticas necessárias. As descrições de funções de parteira adequadas são essenciais para o sucesso do desempenho das funções de parteira, uma vez que ajudam a garantir serviços materno-infantis de forma eficaz (relatórios do Ministério da Saúde, 2018).

Além disso, Hedayati (2016) indicou que os principais factores de motivação das parteiras tinham a ver com a descrição funcional das suas funções.

2.2.7.3 Seguir os critérios de qualidade e o desempenho da parteira

O Instituto de Medicina define a qualidade dos cuidados de saúde de acordo com os seis domínios seguintes: eis algumas formas de a tecnologia correta poder apoiar e concretizar estas iniciativas: (eficácia, eficiência, segurança, equidade, centralização no doente e oportunidade) (The Hyland Blog, 2018).

Por conseguinte, um sistema de saúde deve procurar melhorar estas seis áreas ou dimensões da qualidade. Estas dimensões requerem que os cuidados de saúde sejam: eficazes, prestando cuidados de saúde que sejam aderentes a uma base de evidências e resultem em melhores resultados de saúde para indivíduos e comunidades, com base nas necessidades (OMS, 2016).

Eficiente: prestação de cuidados de saúde que maximiza a utilização dos recursos e evita o desperdício; acessível, prestação de cuidados de saúde em tempo útil, geograficamente razoável e num contexto em que as competências e os recursos são adequados às necessidades médicas; aceitável/centrada no doente. É necessária uma prestação de cuidados de saúde que tenha em conta as preferências e aspirações dos utentes individuais e as culturas das suas comunidades; equitativa, a prestação de cuidados de saúde que não varie em qualidade devido a caraterísticas pessoais como o género, a raça, a etnia, a localização geográfica ou o estatuto socioeconómico; segura, a prestação de cuidados de saúde que minimize os riscos e os danos para os utentes (OMS, 2016).

2.2.8 Factores pessoais e qualidade do desempenho

Os Factores Pessoais são os factores individuais dos consumidores que influenciam fortemente os seus comportamentos. Estes factores variam de pessoa para pessoa e resultam num conjunto diferente de percepções, atitudes e comportamentos em relação a determinados bens e serviços (Jargões, 2017).

2.2.8.1 Nível de educação e desempenho da parteira

Um serviço de obstetrícia de qualidade é fundamental para reduzir a mortalidade e a morbilidade materna, neonatal e infantil em todo o mundo. Para alcançar este serviço de qualidade, é essencial o recrutamento e a retenção de uma força de trabalho educadora eficaz (Fundo das Nações Unidas para a População, 2011). Para além disso, a força da mão de obra de enfermagem não se resume aos números, mas também à qualidade em termos de combinação de competências e de qualificação ao nível do diploma (Rafferty, 2018). Além disso, o fraco conhecimento dos extensionistas de saúde, os postos de saúde mal equipados e os sistemas de encaminhamento deficientes desempenham um papel fundamental no atraso dos serviços de saúde e na melhoria do desempenho (Medhanyie et al., 2012).

De acordo com Awases et al. (2013), os inquiridos discordaram da existência de oportunidades de progressão nos hospitais, de formação contínua, de cursos de atualização específicos para o trabalho e de uma boa formação em liderança e gestão. Uma percentagem ainda maior (61,8%) dos inquiridos concordou que os enfermeiros competentes foram identificados e receberam o apoio necessário. Outro estudo realizado por Kirwan et al. (2012) concluiu que a importância dos factores dos enfermeiros ao nível das enfermarias, tais como o nível de educação dos enfermeiros e o ambiente de trabalho, deve ser reconhecida e manipulada como influências importantes nos serviços prestados aos doentes.

2.2.8.2 Cursos de formação e desempenho das parteiras

Os enfermeiros de todo o mundo estão preocupados com a educação e a formação. Descreveram o acesso limitado à educação, à formação e ao desenvolvimento profissional contínuo e às oportunidades de melhoria necessárias para permitir que a força de trabalho preste cuidados de elevada qualidade, compassivos e adequados ao contexto (All Party Parliamentary Group on Global Health Report, 2016).

Uma pesquisa qualitativa e formativa realizada no Paquistão revelou que, com formação adequada e facilitação pelo departamento de saúde, as parteiras comunitárias têm potencial para desempenhar um papel vital na redução do peso da morbilidade materna e na obtenção de ganhos significativos na melhoria da saúde materna e infantil (Sarfraz & Hamid, 2014). Outro estudo realizado no Egito por 42 enfermeiras afiliadas a unidades de parto indicou que houve uma melhoria significativa no desempenho das enfermeiras em relação ao exame placentário após o treinamento e a implementação do programa de exame placentário, que foi eficaz na melhoria do desempenho da enfermeira nas unidades de parto (Hassan et al., 2017).

Outro estudo realizado por Marshall et al., (2014) por vinte e dois participantes de equipas clínicas. Todas as equipas responderam à sessão de formação sobre a gestão da hemorragia pós-parto (HPP). A gestão médica melhorou após a formação de 27,3% para 63,6%, (p=0,01). Concluiu-se que a simulação e a formação de equipas melhoraram significativamente o desempenho da equipa e os tempos de resposta à hemorragia pós-parto entre equipas comunitárias de trabalho de parto e parto com experiência clínica.

2.2.9 Resumo

A qualidade do desempenho das parteiras pode influenciar a saúde materna, bem como a sobrevivência dos bebés. O desempenho profissional pode afetar a qualidade dos cuidados de saúde da mãe e da criança. Este estudo permitirá compreender melhor a qualidade do desempenho das parteiras e os factores que influenciam o seu desempenho nos serviços de maternidade do hospital público da Faixa de Gaza. O objetivo é determinar os factores que influenciam a qualidade do desempenho das parteiras na perspetiva das parteiras dos serviços de maternidade dos hospitais governamentais da Faixa de Gaza e avaliar a qualidade do desempenho das parteiras nos serviços de maternidade dos hospitais governamentais da Faixa de Gaza.

Capítulo 3

Metodologia

3.1 Introdução

Este capítulo abordou questões relacionadas com as metodologias utilizadas para responder às questões de investigação. O capítulo começou com o desenho do estudo, a população do estudo, a amostra e o método de amostragem, o contexto do estudo, o período do estudo e os critérios de elegibilidade para a seleção dos participantes no estudo. Além disso, este capítulo apresentou a construção do questionário, a pilotagem, as considerações éticas e os procedimentos (recolha e análise de dados). Além disso, ilustrou a validade e a fiabilidade do instrumento de estudo.

3.2 Conceção do estudo

Para responder às questões de estudo, o investigador utilizou neste estudo um desenho descritivo e transversal, que é útil para descrever as variáveis do estudo tal como elas ocorrem naturalmente, sem a interferência do investigador. Os estudos transversais são geralmente realizados numa população num determinado momento ou durante um curto período de tempo. Além disso, os desenhos transversais examinam a associação entre variáveis; são económicos, rápidos e facilmente geridos (Cherry, 2018). Foi um desenho adequado para estudar os factores que influenciam o desempenho e o desempenho efetivo das parteiras num determinado momento, pois é mais económico e eficiente e não requer um limite de tempo.

3.3 População do estudo

A população do estudo incluiu todas as parteiras e enfermeiras que trabalham em maternidades de quatro hospitais públicos. A população do estudo era constituída por 212 parteiras e enfermeiras que trabalham nas maternidades dos quatro principais hospitais, cerca de 195 parteiras e enfermeiras que participaram no preenchimento do questionário.

3.4 Definições do estudo

O investigador selecionou quatro hospitais governamentais situados em quatro áreas administrativas diferentes da Faixa de Gaza: (Shifa Hospital, Al Tahreer Hospital, Al Aqsa Hospital e Al Helal Emaraty Hospital). Os participantes trabalham em departamentos de parto que incluem (departamentos pré-natal, sala de parto e pós-natal). Estes quatro hospitais foram selecionados como os mais representativos dos serviços de saúde de Gaza, além de terem registado 26 902 partos por ano no Hospital Shifa, 12 079 partos no Hospital Al Tahreer, 9 031 partos por ano no Hospital Al Aqsa e 8 467 partos por ano no Hospital Al Helal Emaraty (MOH, 2018). Na província do norte, não havia nenhum hospital governamental que prestasse cuidados maternos e infantis nos períodos pré-natal, intranatal e pós-natal durante o nosso estudo, pelo que a província do norte não participou no nosso estudo.

3.5 Período de estudo

Prevê-se que este estudo tenha uma duração de 14 meses; teve início em agosto de 2017 e foi concluído em outubro de 2018.

3.6 Amostragem:

Foi utilizada uma amostra representativa do censo para escolher as parteiras e as enfermeiras como participantes. Os dados foram recolhidos junto de 212 participantes de parteiras e enfermeiras que trabalham em departamentos de maternidade em quatro hospitais públicos. O departamento de maternidade incluía (departamentos pré-natal, sala de partos e pós-natal). A amostra foi classificada em três níveis de formação de parteiras e enfermeiras: (mestrado, bacharelato, diploma). A utilização das pessoas ou sujeitos mais disponíveis num estudo com determinadas caraterísticas para selecionar a amostra que tem os mesmos critérios de inclusão. Do total de 212 participantes, apenas 195 participaram no estudo com uma taxa de resposta de 91,9%, pelas seguintes razões: preenchimento incompleto dos dados, recusa em participar, ausência).

3.7 Critérios de elegibilidade

3.7.1 Critérios de inclusão

As parteiras e as enfermeiras que trabalham nos serviços de maternidade dos hospitais públicos como assalariadas formais.

3.7.2 Critérios de exclusão

As parteiras que trabalham nas maternidades dos hospitais públicos como estudantes estagiárias, voluntárias e com contrato de trabalho.

3.8 Ferramentas e instrumentos de estudo

Para avaliar a qualidade efectiva do desempenho, o investigador utilizou o questionário preenchido pelo participante no estudo (anexo 1), dividido em duas partes:

a- Questionário de autoadministração:

O investigador preparou-o de acordo com os objectivos, sendo os principais os seguintes

- Factores sócio-demográficos.
- Factores de caraterísticas pessoais.
- Factores organizacionais.
- Factores profissionais.

b- Questionário adotado:

O questionário avaliou o desempenho da parteira de acordo com o padrão de qualidade em seis domínios dos cuidados de saúde (OMS, 2006),

nomeadamente
- Eficácia
- Eficiência
- Património
- Centramento no doente
- Segurança
- Atualidade
(Agency for Healthcare Research and Quality, 2018).

3.9 Recolha de dados

Os dados necessários foram recolhidos pela própria investigadora e pelo assistente de investigação através de um questionário. A responsável pela recolha de dados foi Wafaa Abu Kweik, que tinha um diploma de bacharelato em inglês. As parteiras e os enfermeiros deram formação aos responsáveis pela recolha de dados sobre as etapas de preenchimento do questionário e a forma de colocar as perguntas. Este facto assegurou a normalização do preenchimento do questionário. O tempo total de recolha de dados durou um mês em julho de 2018 (Anexo 1).

3.10 Entrada e análise de dados

O investigador utilizou o programa Statistical Package of Social Science (SPSS) (versão 22) para a introdução e análise dos dados. Foram utilizadas tabelas de frequência para descrever a frequência de caracteres específicos pelos participantes. Outros testes estatísticos, como percentagens, médias, desvio padrão, teste *t* de amostras independentes e ANOVA unidirecional, foram utilizados para medir a relação significativa entre as variáveis do estudo.

3.11 Rigor científico

A prática baseada em evidências inclui, em parte, a implementação dos resultados de estudos de investigação de qualidade bem conduzidos. Assim, ser capaz de criticar a investigação quantitativa é uma competência importante para os enfermeiros. Deve ter-se em consideração não só os resultados do estudo, mas também o rigor da investigação. O rigor refere-se à medida em que os investigadores trabalharam para aumentar e melhorar a qualidade dos estudos. Na investigação quantitativa, isto é conseguido através da medição da validade e da fiabilidade (Lobiondo & Haber, 2013).

3.11.1 Validade do questionário:

A validade é definida como a medida em que um conceito é medido com precisão num estudo quantitativo. Por exemplo, um inquérito concebido para explorar a depressão, mas que na realidade mede a ansiedade, não seria considerado válido (Lobiondo & Haber, 2013). O questionário foi avaliado por peritos (anexo 5), para avaliar todos os componentes e o contexto do instrumento, a fim de garantir a sua elevada validade e pertinência, e os seus comentários e notas foram tidos em consideração, tendo o questionário sido formatado de forma a ter sequências lógicas de perguntas e clareza de instruções.

3.11.2 Fiabilidade do questionário

A segunda medida de qualidade num estudo quantitativo é a fiabilidade, ou a precisão de um instrumento. Por outras palavras, a medida em que um instrumento de investigação produz consistentemente os mesmos resultados se for utilizado na mesma situação em ocasiões repetidas (Lobiondo & Haber, 2013). A formação do coletor de dados sobre as etapas de preenchimento do questionário pelas parteiras e enfermeiras, e a forma de colocar as perguntas, assegurou a padronização do preenchimento do questionário. Os dados foram introduzidos no conjunto de dados no mesmo dia da recolha. A reintrodução de 5% dos dados após a conclusão da introdução dos dados foi feita para garantir o procedimento de introdução correto e diminuir os erros de introdução.

O investigador utilizou o alfa de Cronbach para fornecer uma medida da consistência interna ou da homogeneidade do questionário do estudo. A consistência interna descreve a medida em que todos os itens de um teste medem o mesmo conceito ou construção e, por conseguinte, está relacionada com a inter-relação dos itens do teste. Os valores aceitáveis de alfa são os que variam entre 0,70 e 0,95. Um valor baixo de alfa pode dever-se a um número reduzido de perguntas, a uma fraca inter-relação entre os itens ou a constructos heterogéneos. Por exemplo, se um alfa baixo se deve a uma fraca correlação entre os itens, alguns devem ser revistos ou eliminados. O método mais fácil de as encontrar consiste em calcular a correlação de cada item do teste com a pontuação total do teste; os itens com correlações baixas (próximas de zero) são eliminados. Se o valor de alfa for demasiado elevado, pode pensar-se que alguns itens são redundantes, uma vez que estão a testar a mesma pergunta, mas com uma aparência diferente. Foi recomendado um valor máximo de alfa de 0,90 (Tavakol & Dennick, 2011). No presente estudo, o valor do alfa de Cronbach foi de 0,913.

3.12 Estudo-piloto.

Foi efectuado um estudo-piloto de 30 casos para desenvolver e testar a adequação do questionário de investigação e verificar a viabilidade do estudo, o que envolveu a amostra do estudo.

3.13 Considerações éticas:

Foi obtida uma aprovação ética (Anexo 3) da Faculdade de Profissões de Saúde da Universidade de Al-quads e do Comité de Helsínquia, e a autorização para realizar o estudo foi concedida pelo Ministério da Saúde da Palestina (Anexo 4).

Foi solicitado o consentimento dos casos para a sua participação no estudo.

3.14 Limitações do estudo

A limitação do presente estudo prende-se com os turnos de trabalho das parteiras, nem todas as parteiras trabalham nos turnos da manhã, sendo necessário aguardar a sua vinda de acordo com o seu horário de trabalho. As longas horas de corte de eletricidade atrasaram a pesquisa na Internet e a redação do trabalho de investigação. Além disso, as restrições financeiras devidas à redução dos salários impediram a realização da investigação no tempo previsto.

Capítulo 4

Resultados e discussão

4.1 Introdução

Este capítulo ilustra os resultados da análise estatística dos dados, incluindo a análise descritiva que apresenta as caraterísticas sócio-demográficas da amostra do estudo e as respostas às perguntas do estudo. O investigador utilizou estatísticas simples e avançadas, incluindo frequências, médias e percentagens, bem como o teste *t para* amostras independentes e a ANOVA unidirecional.

4.2 Caraterísticas sócio-demográficas da amostra do estudo

4.2.1 Distribuição da amostra de acordo com as caraterísticas pessoais dos participantes

A amostra foi distribuída de acordo com a área de trabalho, o nível de rendimento, a faixa etária, o estado civil e o número de membros da família dos participantes

Tabela (4.1): Distribuição da amostra de acordo com as caraterísticas sócio-demográficas (n=195)

Variável sócio-demográfica	Número	%
Hospital		
Complexo médico Shifa	79	40.5
Complexo Médico Nasser	55	28.2
Hospital Emaraty	31	15.9
Hospital de Aqsa	30	15.4
Nível de rendimento		
< 1500 Shekel	140	71.8
1501 - 2000 Shekel	28	14.4
> 2000 Shekel	27	13.8
Grupos etários		
< 30 anos	73	37.4
31 - 39 anos	78	40.0
> 40 anos	44	22.6
Estado civil		
Casado	157	80.5
Individual	31	15.9
Outros	7	3.6
Membros da família		
< 4 Membros	89	45.6
4 - 6 Membros	54	27.7
> 6 Membros	52	26.7
Total	**195**	**100.0**

Os resultados do quadro 4.1 mostram que (40,5%) dos participantes no estudo trabalham no Complexo Médico Shifa, (28,2%) no Complexo Médico Nasser,

(15,9%) no Hospital Emaraty e (15,4%) no Hospital Aqsa. O quadro também mostra que a maioria (71,8%) dos participantes no estudo tem um rendimento médio igual ou inferior a 1500 shekels, (14,4%) tem um rendimento médio entre 1501 e 2000 shekels, enquanto apenas 13,8% tem um rendimento médio superior a 2000 shekels. Por outro lado, (40,0%) dos participantes no estudo têm entre 31 e 39 anos, (37,4%) dos participantes no estudo têm menos de 30 anos, enquanto (22,6%) deles têm mais de 39 anos.

O resultado também mostrou que a maioria (80,5%) dos participantes no estudo é casada, (15,9%) é solteira e (3,6%) é divorciada ou viúva. A tabela também mostrou que (45,6%) dos participantes no estudo vivem com menos de 4 membros, (27,7%) vivem com 4 a 6 membros da família, enquanto (26,7%) vivem com mais de 6 membros.

4.2.2 Distribuição da amostra de acordo com o cargo dos participantes (n=195)

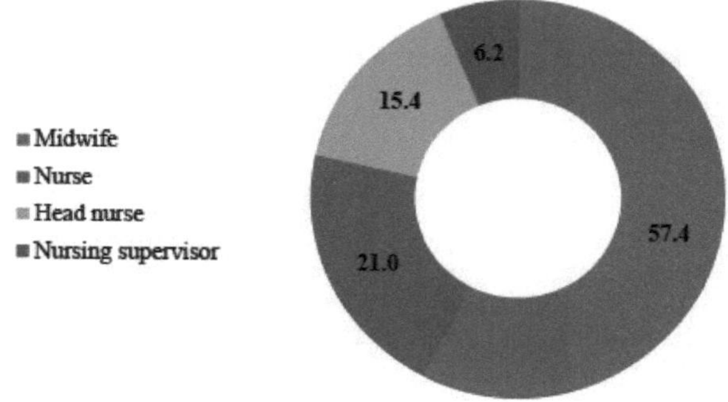

■ Parteira
■ Enfermeira
■ Enfermeira-chefe
■ Supervisor de enfermagem

Figure (1)   ): Distribuição da amostra de acordo com o cargo dos participantes

A Figura 4.1 mostra que (57,4%) dos participantes no estudo são parteiras, (21,0%) deles são enfermeiros, enquanto apenas (15,4%) e (6,2%) são enfermeiros-chefes e supervisores de enfermagem, respetivamente.

4.2.3 Distribuição da amostra de acordo com o nível de escolaridade dos participantes (n=195)

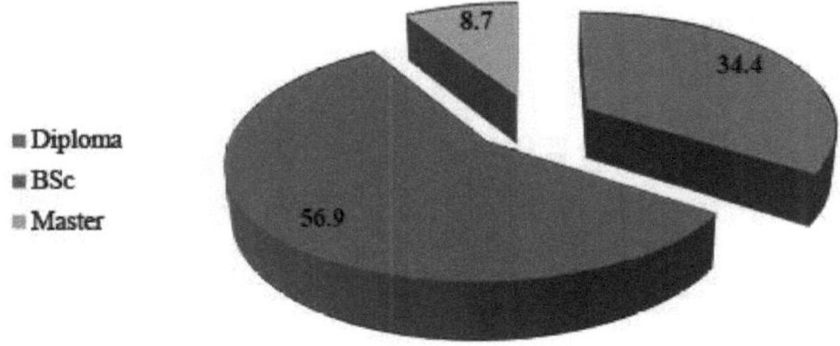

■ Diploma
■ Licenciatura
■ Mestre

**Figure (2)   ): Distribuição da amostra de acordo com o
nível de escolaridade dos participantes
(n=195)**

A Figura 4.2 mostra que mais de metade (56,9%) dos participantes no estudo têm bacharelato, (34,4%) têm diploma, enquanto apenas (8,7%) têm mestrado.

4.2.4 Distribuição da amostra de acordo com os turnos de trabalho, horas de trabalho semanais e anos de experiência dos participantes (n=195)

Tabela (4.2): Distribuição da amostra de acordo com os turnos de trabalho, as horas de trabalho semanais e os anos de experiência dos participantes

Variáveis de trabalho	Número	%
Turnos de trabalho		
Manhã	69	35.4
Turnos	126	64.6
Horas de trabalho semanais		
35 horas	113	57.9
>35 horas	82	42.1
Anos de experiência		
< 10 anos	89	45.6
10 - 15 anos	67	34.4
> 15 anos	39	20.0
Total	**195**	**100.0**

Os resultados mostraram que (64,6%) dos participantes no estudo estão a trabalhar nos hospitais em turnos rotativos, como de manhã, ao fim da tarde e à noite; enquanto (35,4%) estão a trabalhar apenas nos turnos da manhã. Além disso, a tabela também mostrou que mais de metade (57,9%) dos participantes no estudo trabalha 35 horas por semana e (42,1%) trabalha mais de 35 horas.

Além disso, (45,6%) dos participantes no estudo têm menos de 10 anos de experiência, (34,4) têm de 10 a 15 anos de experiência e (20,0%) têm mais de 15 anos de experiência.

4.2.5 Avaliação anual dos participantes no estudo no ano anterior (n=195)

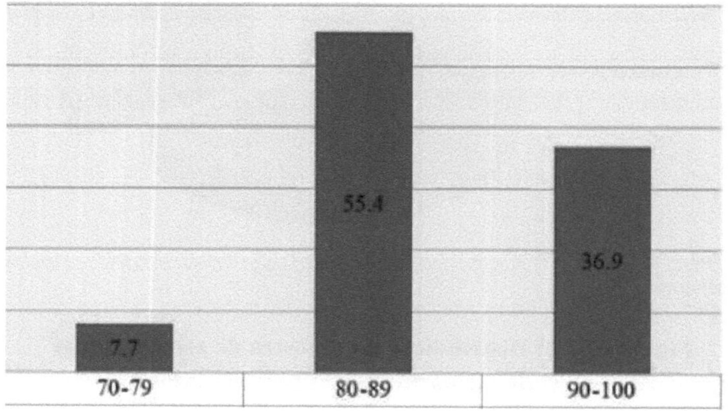

Figura (4.3): Avaliação anual dos participantes no estudo no ano anterior

A Figura 4.3 mostra que a avaliação anual de mais de metade (55,4%) dos participantes no estudo se situa entre 80 e (89%), a avaliação anual de (36,9%) dos participantes no estudo é de 90 - 100%, enquanto apenas 7,7% têm uma avaliação anual entre 70 e 79%.

4.2.6 Qualidade do Desempenho da Obstetrícia nos Hospitais Governamentais (n=195)

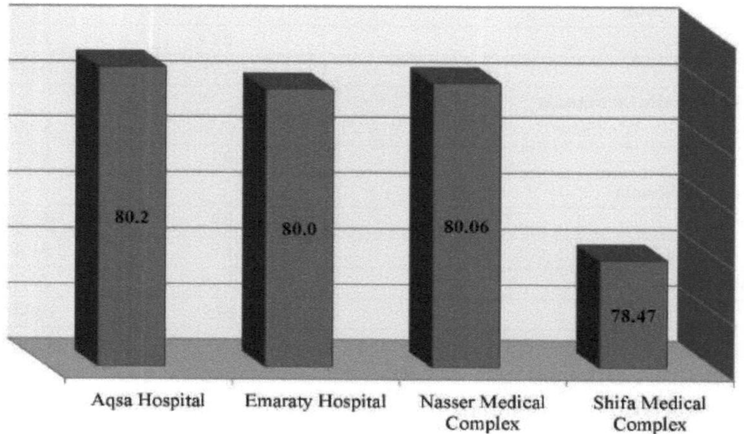

Figura (4.4): Qualidade do Desempenho da Obstetrícia nos Hospitais

Governamentais[1]

A figura mostra que a pontuação média percentual mais elevada da qualidade do desempenho das parteiras se encontra no hospital Aqsa, com uma percentagem média de 80,2%, seguida do Complexo Médico Nasser (80,06%) e do Hospital Emaraty (80,0%). A pontuação mais baixa regista-se no complexo médico Shifa (78,47%).

4.3 Qualidade do desempenho das parteiras nos hospitais públicos

Table (3)   ): Qualidade do Desempenho da Obstetrícia nos Hospitais Públicos

não	Artigo de qualidade	Pontuação média máxima	Média	Média %[1]
1	As parteiras prestam cuidados de enfermagem baseados em factos comprovados	4	3.26	81.5
2	A parteira presta cuidados a tempo e horas, sem qualquer atraso	4	3.23	80.75
3	As parteiras prestam cuidados com base nas necessidades dos pacientes	4	3.17	79.25
4	A parteira proporciona a prática mais eficiente possível	4	3.15	78.75
5	A parteira fornece educação e apoio à paciente	4	3.15	78.75
6	A parteira presta cuidados da máxima qualidade	4	3.14	78.5
7	As parteiras prestam cuidados com igualdade, independentemente de questões pessoais	4	3.10	77.5
	Pontuação média total em %	28	22.15	79.10

A tabela mostra que a pontuação média percentual mais elevada do item de desempenho relativo à qualidade dos serviços de enfermagem obstétrica é "A parteira presta cuidados de enfermagem com base em provas científicas", com uma percentagem média de 81,5%, seguida de "A parteira presta cuidados a tempo e horas, sem qualquer atraso", com uma percentagem média de 80,75%. A pontuação mais baixa é de 77,50%, que corresponde a "A parteira presta cuidados com igualdade, independentemente de questões pessoais".

---

[1] A pontuação máxima foi calculada multiplicando a pontuação média máxima (4) por 25 para obter uma percentagem de 100%. A pontuação máxima é de 100,0%.

[1] A percentagem média foi calculada dividindo a pontuação média de cada item pela pontuação máxima (4). A pontuação máxima é 4 (100,0%).

4.4 Factores que influenciam a qualidade do desempenho da obstetrícia nos hospitais públicos

Table (4)   ): Factores Sócio-demográficos que Influenciam a Qualidade do Desempenho da Obstetrícia nos Hospitais Públicos

Não	Factores sócio-demográficos	Pontuação média máxima	Média	Média %[2]
1	Nível salarial elevado	4	3.51	87.75
2	Disponibilidade de transporte	4	3.41	85.25
3	Nível de rendimento elevado	4	3.37	84.25
4	Área de residência mais próxima do local de trabalho	4	3.19	79.75
5	Avanço na idade	4	3.03	75.75
5	Avanço na idade com mais experiência	4	3.03	75.75
6	Parteira única	4	2.78	69.5
7	Casamento	4	2.19	54.75
	Pontuação média total em %	32	24.51	76.59

A tabela 4.4 mostra que o fator **sociodemográfico** mais elevado que influencia positivamente a qualidade do desempenho das parteiras, na perspetiva dos participantes, é o "nível salarial elevado", com uma percentagem média de 87,75%, seguido da "disponibilidade de transportes", com uma percentagem média de 85,25%.

Por outro lado, o fator que menos influencia positivamente a qualidade do desempenho das parteiras é o "casamento", com uma percentagem média de 54,75%, seguido de "parteira solteira", com uma percentagem média de 69,5%.

Table (5)   ): Factores Pessoais que Influenciam a Qualidade do Desempenho da Obstetrícia nos Hospitais do Estado

Não	Factores pessoais	Pontuação máxima	Média	Média %
1	Interesse na melhoria do desempenho	4	3.39	84.75
2	Cursos de formação	4	3.38	84.50
3	Conhecimento das responsabilidades profissionais	4	3.23	80.75
4	Qualificação académica superior	4	3.09	77.25
5	Relacionamento no trabalho	4	3.47	76.75
6	Bacharelato	4	2.39	59.75
7	O desempenho profissional da parteira é igual ao da enfermeira	4	2.05	51.25
	Pontuação média total em %	28	20.98	75.0

---

[2] A percentagem média foi calculada dividindo a pontuação média de cada item pela pontuação máxima (4)

A tabela 4.5 mostra que o fator pessoal que mais influencia positivamente a qualidade do desempenho das parteiras, segundo o ponto de vista dos participantes, é o "Interesse na melhoria do desempenho", com uma percentagem média de 84,75%, seguido dos "Cursos de formação", com uma percentagem média de 84,50%.

Por outro lado, o fator pessoal que menos influencia positivamente a qualidade do desempenho da parteira é "O desempenho profissional da parteira é igual ao da enfermeira", com uma percentagem média de 51,25%, seguido de "Licenciatura", com uma percentagem média de 59,75%.

Table (6)   ): Factores Organizacionais que Influenciam a Qualidade do Desempenho da Obstetrícia nos Hospitais do Estado

Não	Factores organizacionais	Pontuação média máxima	Média	Média %
1	Motivadores no trabalho	4	3.55	88.75
2	Pouco pessoal em turnos de trabalho	4	3.50	87.25
3	Suficiente número de colegas de trabalho	4	3.46	86.50
4	Trabalho suplementar remunerado	4	3.45	86.25
5	Pressão de trabalho	4	3.42	85.50
6	Presença de pessoal sénior	4	3.37	84.25
7	Menor número de clientes	4	3.30	82.50
8	Material médico limitado	4	3.20	80.75
9	Ausência de colegas	4	3.03	75.75
10	Tarefas que exigem mais capacidades	4	3.02	75.50
11	Sentimento de distinção	4	2.89	72 25
12	Trabalhar as tarefas de outros colegas no local de trabalho	4	2.82	70.50
13	Trabalhar em turnos diferentes	4	2.46	61.50
14	Presença de uma parteira estagiária	4	2.46	61.50
	Pontuação média total em %	56	43.93	78.48

A tabela mostra que o fator organizacional que mais influencia positivamente a qualidade do desempenho das parteiras, segundo o ponto de vista dos participantes, é a "Presença de motivadores no local de trabalho", com uma percentagem média de 88,75%, seguida da "Presença de colegas suficientes no trabalho", com uma percentagem média de 86,50%.

Por outro lado, o fator organizacional que menos influencia positivamente a qualidade do desempenho das parteiras é "Trabalhar em turnos diferentes ' e "Presença de parteira estagiária", com uma percentagem média de 61,50%,

Table (7)   ): Factores Profissionais que Influenciam a Qualidade do Desempenho da Obstetrícia nos Hospitais do Estado

Não	Factores profissionais	Pontuação máxima	Média	Média %
1	Aplicação de normas de desempenho de qualidade	4	3.56	89.0
2	Sensibilização do pessoal para as normas de desempenho de qualidade	4	3.48	87.0
3	Aplicação de protocolos no trabalho	4	3.46	86.50
4	Presença de uma descrição pormenorizada das funções	4	3.38	84.50
5	Disponibilidade do protocolo no local de trabalho	4	3.38	84.50
6	Aplicação das responsabilidades profissionais	4	3.36	84.0
7	Considerando os problemas de qualidade do hospital	4	3.11	77.75
	Pontuação média total em %	28	23.73	84.75

Os resultados da tabela 4.6 mostram a percentagem média dos factores profissionais que influenciam a qualidade do desempenho das parteiras nos hospitais públicos. Os resultados mostraram que o fator profissional mais elevado que influencia positivamente a qualidade do desempenho das parteiras, segundo o ponto de vista dos participantes, é a "Aplicação de normas de desempenho de qualidade", com uma percentagem média de 89,0%, seguida da "Sensibilização do pessoal para as normas de desempenho de qualidade", com uma percentagem média de 87,0%.

Por outro lado, o fator profissional que menos influencia positivamente a qualidade do desempenho das parteiras é "Considerar as questões de qualidade do hospital", com uma percentagem média de 77,75%, seguido de "Aplicação das responsabilidades profissionais", com uma percentagem média de 84,0%.

4.5 Diferenças na qualidade do desempenho das parteiras entre diferentes Grupos etários das parteiras, nível de rendimento e área de trabalho

Table (8)   ): Diferenças na Qualidade do Desempenho da Parteira Diferentes Idades

Grupos dos participantes no estudo, nível de rendimento e área de trabalho

Variável	N	Média (DP)	F(df)	Valor P*
Qualidade do desempenho das parteiras e grupos etários				
< 30 anos	73	22,13[3] (4,31)		
31 - 39 anos	78	22.00 (4.42)	0.379 (2, 192)	0.685
> 40 anos	44	22.68 (3.74)		
Qualidade do desempenho das parteiras e nível de rendimento				
< 1500 Shekel	140	22.32 (4.05)	0.212 (2, 192)	0.809

---

[3] De 28 (a pontuação máxima)

1501 - 2000 Shekel	28	21.92 (5.59)		
< 2000 Shekel	27	21.85 (3.53)		
Qualidade do desempenho das parteiras e da sua área de trabalho				
Complexo médico Shifa	79	21.78 (4.21)		
Complexo Médico Nasser	55	22.54 (4.92)	0.443 (3, 191)	0.723
Hospital Emaraty	31	22.38 (3.25)		
Hospital de Aqsa	30	22.50 (3.85)		

*ANOVA de uma via

A Tabela 4.8 mostra que não há diferença estatisticamente significativa na qualidade do desempenho das parteiras nos hospitais públicos entre os diferentes grupos etários das parteiras (p>0,05). Além disso, não há diferença significativa na qualidade do desempenho das parteiras entre os diferentes níveis de rendimento das parteiras (p>0,05). Além disso, não há diferenças significativas na qualidade do desempenho das parteiras entre os diferentes hospitais de trabalho das parteiras (p>0,05).

4.6 Diferenças na qualidade do desempenho das parteiras entre os diferentes cargos, habilitações literárias e anos de experiência

Table (9)   ): Diferenças na Qualidade do Desempenho das Parteiras entre Diferentes funções, habilitações literárias e anos de experiência

Variável	N	Média (DP)	F(df)	Valor P*
Qualidade do desempenho das parteiras e Jo		**b) Título**		
Enfermeira	41	20.87 (5.06)		
Parteira	112	23.14 (3.56)	4.620 (2, 192)	0.004
Enfermeira-chefe	30	21.16 (4.11)		
Supervisor de enfermagem	12	20.58 (5.28)		
Qualidade do desempenho das parteiras e da educação		**Qualificações profissionais**		
Diploma	67	22.80 (4.05)		
Bacharel	111	22.14 (4.05)	2.574 (2, 192)	0.079
Mestre	17	20.23 (5.49)		
Qualidade do desempenho das parteiras e anos de experiência				
< 10 anos	89	22.33 (4.37)		
10 - 15 anos	67	21.95 (4.33)	0.177 (2, 192)	0.838
> 15 anos	39	22.33 (3.75)		

*ANOVA de uma via

Os resultados mostraram que existe uma diferença significativa na qualidade do desempenho das parteiras nos hospitais governamentais entre os diferentes cargos dos participantes (p<0,05). A análise post hoc foi efectuada utilizando o Teste da Diferença Menos Significativa e mostra que a diferença entre enfermeiras e parteiras é a favor das parteiras (P<0,05).

Além disso, não há diferença significativa na qualidade do desempenho das parteiras entre as diferentes qualificações das parteiras (p>0,05). Além disso, não há diferença significativa na qualidade do desempenho das parteiras entre os diferentes anos de experiência das parteiras (p>0,05) (Tabela 4.9).

4.7 Diferenças na Qualidade do Desempenho das Parteiras entre os Diferentes Estados Civis, o seu Número de Membros da Família e a Avaliação Anual

Table (10)   ): Diferenças na Qualidade do Desempenho das Parteiras entre os Diferentes Estados Civis, o seu Número de Membros da Família e a Avaliação Anual

Variável	N	Média (DP)	F(df)	Valor P*
Qualidade do desempenho das parteiras e estado civil				
Casado	157	22.29 (4.06)		
Individual	31	21.74 (5.18)	0.224 (2, 192)	0.800
Divorciado/viúvo	7	22.14 (3.53)		
Qualidade do desempenho das parteiras e número de membros da família				
< 4 Membros	89	22.52 (4.18)		
4 - 6 Membros	54	22.12 (3.26)	0.593 (2, 192)	0.554
> 6 Membros	52	21.73 (5.12)		
Qualidade do desempenho das parteiras e avaliação anual				
90 - 100	72	22.37 (4.10)		
80 - 89	108	22.05 (4.17)	0.153 (2, 192)	0.858
70 - 79	15	22.46 (5.31)		

*ANOVA de uma via

A Tabela 4.10 mostra que não há diferença significativa na qualidade do desempenho das parteiras nos hospitais públicos entre os diferentes estados civis das parteiras (p>0,05). Também não há diferença significativa na qualidade do desempenho das parteiras entre os diferentes números de membros da família (p>0,05). Além disso, não há diferença significativa na qualidade do desempenho das parteiras entre diferentes avaliações anuais (p>0,05).

4.8 Diferenças na Qualidade do Desempenho das Parteiras entre os seus Diferentes turnos de trabalho

Table (11)   ): Diferenças na Qualidade do Desempenho das Parteiras entre os seus

Diferentes turnos de trabalho

Variável	Média (DP) de turnos de trabalho		Estatística *t* (df)	Valor p*
	Manhã	**Turnos**		
Qualidade do desempenho	22.08 (4.16)	22.26 (4.27)	-0.288 (193)	0.774

das parteiras e turnos de trabalho				

*Teste *t para* amostras independentes

Os resultados mostraram que não existe uma diferença significativa na qualidade do desempenho das parteiras nos hospitais públicos entre as que trabalham apenas no turno da manhã e as que trabalham em turnos diferentes (p>0,05) (Tabela 4.11).

4.12 Diferenças na qualidade do desempenho da parteira entre diferentes números de horas de trabalho

Table (12)): Diferenças na Qualidade do Desempenho da Parteira entre Diferentes Números de Horas de Trabalho

Variável	Média (DP) de horas de trabalho		Estatística *t* (df)	Valor p*
	35 horas	>35 horas		
Qualidade do desempenho e do horário de trabalho das parteiras	22.15 (4.09)	22.28 (4.43)	-0.212 (193)	0.833

*Teste *t para* amostras independentes

A Tabela 4.12 mostra que não há diferença significativa na qualidade do desempenho das parteiras nos hospitais públicos entre as que trabalham 35 horas e as que trabalham mais de 35 horas (p>0,05).

4.9 Discussão dos resultados do estudo

4.9.1 Introdução

As parteiras são a espinha dorsal da prática da obstetrícia, com necessidades e oportunidades para criar uma tradição de cuidados na obstetrícia. No entanto, há factores que afectam o desempenho das parteiras. Estes factores conduzem ao aumento da taxa de mortalidade materna e perinatal e à fraca implementação de políticas e diretrizes (Patricia, 2012). Por conseguinte, o principal objetivo deste estudo é determinar e explorar os factores que influenciam a qualidade do desempenho da obstetrícia na perspetiva das parteiras dos hospitais governamentais da Faixa de Gaza. Nesta secção, os resultados mencionados anteriormente são discutidos em pormenor no âmbito da situação atual da Faixa de Gaza e da natureza do estudo realizado, sendo também estes resultados discutidos no âmbito de estudos anteriores.

4.9.2 Caraterísticas sociodemográficas

A idade média da amostra do presente estudo era de 31 ± 39 anos, cerca de um terço era do Hospital Shifa, um quarto era do Hospital Nasser e o último quarto era dos Hospitais Aqsa e Emaraty, a grande maioria era casada e o seu nível de rendimento era inferior a 1500 shekels. Além disso, um pouco mais de metade dos participantes no estudo tinha um diploma de bacharelato, cerca de um terço tinha um diploma e os restantes tinham um mestrado.

4.9.3 Caraterísticas de funcionamento

Mais de metade dos participantes no estudo trabalhavam em turnos diferentes e cerca de um pouco mais de um quarto trabalhava no turno da manhã. Além disso, mais de metade dos participantes tinha 35 horas de trabalho semanal e cerca de um pouco mais de um terço tinha mais de 35 horas. Além disso, um pouco menos de metade tinha menos de 10 anos de experiência, um terço tinha entre 10 e 15 anos de experiência e os restantes tinham mais de 15 anos de experiência.

4.9.4 Qualidade do desempenho da obstetrícia nos hospitais públicos

Uma mãe e um bebé saudáveis e a integridade da família devem estar no centro dos serviços de maternidade de elevada qualidade. Os cuidados de maternidade de elevada qualidade devem ser seguros, eficazes, centrados na mulher, atempados e equitativos. Devem também basear-se em dados concretos e ser prestados o mais próximo possível das comunidades onde as mulheres vivem ou trabalham. Devem continuar a ser gratuitos e acessíveis a todas as pessoas no momento em que são necessários (The Royal College of Midwive, 2014).

Os resultados do nosso estudo indicaram que a pontuação média percentual mais elevada do item relativo à qualidade do desempenho da parteira é a de a parteira prestar cuidados de enfermagem baseados em provas, seguida da de a parteira prestar cuidados atempadamente e sem qualquer atraso. A pontuação mais baixa foi a da parteira que presta cuidados com igualdade, independentemente de questões pessoais.

Estes resultados também são congruentes com os resultados de Yigzaw et al (2017), que revelaram que a maioria das parteiras é competente na prestação de cuidados intraparto de rotina e de emergência, e na prestação de cuidados intraparto de óptima qualidade.

Estes resultados também são congruentes com o estado atual da prática dos cuidados de enfermagem nos hospitais governamentais, uma vez que as parteiras estão a prestar os cuidados com base no que aprenderam. Além disso, nos últimos anos, realizaram-se na Faixa de Gaza muitas conferências e seminários científicos nos departamentos de obstetrícia e obstetrícia. Estas conferências e seminários estão a fornecer às parteiras novas questões e novas práticas baseadas em provas em todo o mundo. Mais importante ainda, existe atualmente uma revolução científica entre as enfermeiras e parteiras da Faixa de Gaza, que estão a trabalhar para aumentar os seus mestrados e doutoramentos em diferentes disciplinas da obstetrícia e outras ciências relacionadas com a saúde.

Todos estes factores contribuem para aumentar o conceito de prática baseada em provas entre as parteiras durante a sua prática.

Além disso, o Ministério da Saúde acompanha a prática da obstetrícia através das equipas de parto seguro em todos os hospitais. Por outro lado, a pontuação mais baixa na tabela acima, no que se refere à prestação de cuidados com igualdade, independentemente de questões pessoais, pode ser atribuída ao facto de os enfermeiros e as parteiras não poderem prestar cuidados de enfermagem com base em questões pessoais, uma vez que as parteiras estudaram ética durante o seu estudo; estão empenhadas em prestar cuidados competentes sem qualquer preconceito. Isto pode dever-se à natureza humana da injustiça.

Esses resultados não são consistentes com os resultados de Oliaee et al. (2016), que mostraram que havia uma lacuna negativa em todas as cinco dimensões da qualidade do serviço (tangíveis, confiabilidade, resposta, garantia e empatia), e o desempenho de qualidade da equipe de obstetrícia não foi satisfatório para os pacientes. Por outro lado, os resultados de Yigzaw et al. (2017) sobre o desempenho de qualidade das parteiras mostraram que 16,5% das parteiras eram incompetentes, 72,4% eram competentes e 11,1% eram excelentes na prestação de cuidados intraparto de rotina. Essas consistências e inconsistências nos resultados dos estudos anteriores podem ser atribuídas às diferenças nas áreas geográficas, nos tipos de pacientes e na natureza do próprio estudo.

4.9.5 Factores sociais que influenciam a qualidade do desempenho da obstetrícia nos hospitais públicos

Os resultados do presente estudo revelaram que o fator demográfico mais importante que influencia positivamente a qualidade do desempenho das parteiras, segundo o ponto de vista dos participantes, é o elevado nível salarial, seguido da disponibilidade de transporte.

Por outro lado, o fator que menos influencia positivamente a qualidade do desempenho das parteiras é o casamento, seguido da parteira solteira. Estes resultados são congruentes com a situação atual dos profissionais de saúde que trabalham no Ministério da Saúde na Faixa de Gaza. Com base nos resultados do estudo acima referido, o primeiro fator social que afecta o desempenho das parteiras é o elevado nível de salário, o que pode ser atribuído ao facto de a situação socioeconómica de todos os trabalhadores na Faixa de Gaza estar deteriorada, o que pode afetar o desempenho dos seus cuidados de enfermagem.

Comparando com o fator menos importante (casamento) que afecta o desempenho das parteiras, este resultado é congruente com o de Almalki et al. (2012), que concluiu que a qualidade de vida profissional dos enfermeiros não era diferente em termos de idade e estado civil. Por outro lado, os resultados do presente estudo não são consistentes com os de Ojokuku e Salami (2011), que indicaram que a idade e a relação entre a direção e o pessoal influenciam positivamente o desempenho dos trabalhadores, enquanto os anos de experiência têm uma relação negativa com o desempenho.

Este resultado também é congruente com a situação atual deste estudo, em que não há diferenças significativas na qualidade dos cuidados obstétricos no que diz respeito ao estado civil dos participantes no estudo, o que pode ser atribuído ao estatuto atual dos profissionais de saúde e, com base no ponto de vista do investigador, o casamento não tem qualquer efeito no desempenho, uma vez que é considerado um fator extrínseco, pelo que o trabalho deve ser separado de qualquer estatuto social das parteiras.

4.9.6 Factores pessoais que influenciam a qualidade do desempenho da obstetrícia nos hospitais públicos

Os resultados revelaram que o fator pessoal mais importante que influencia positivamente a qualidade do desempenho das parteiras, segundo o ponto de vista dos participantes, é o interesse na melhoria do desempenho, seguido dos cursos de formação. O interesse na melhoria do desempenho é um estado normal para qualquer prestador de cuidados de saúde na prestação de cuidados. Psicologicamente, são necessários factores internos de interesse no trabalho para prestar cuidados de elevada qualidade.

Por outro lado, o fator pessoal mais baixo que influencia positivamente a qualidade do desempenho da parteira é o desempenho profissional da parteira ser igual ao da enfermeira, seguido do grau de licenciatura. Este resultado pode ser atribuído ao facto de não podermos considerar que os cuidados prestados pelas parteiras são os mesmos que os prestados pelos enfermeiros, uma vez que estes necessitam de competências especializadas para lidar com questões obstétricas.

4.9.7 Factores Organizacionais que Influenciam a Qualidade do Desempenho da Obstetrícia nos Hospitais do Estado

Os resultados do presente estudo revelaram que o fator organizacional mais importante que influencia positivamente a qualidade do desempenho das parteiras, segundo o ponto de vista dos participantes, é a presença de motivadores no local de trabalho, seguida da presença de um número suficiente de colegas no trabalho. Os motivadores são muito necessários no local de trabalho. Para oferecer um desempenho de elevada qualidade, as parteiras e os enfermeiros devem sentir-se motivados para prestar melhores cuidados aos doentes, pelo que consideraram este fator como o primeiro.

Estes resultados são coerentes com os estudos de (Bradley & McAuliffe, 2009, Hedayati, et al, 2016, e Ojokuku e Salami, 2011) que revelaram que a presença de motivadores no local de trabalho afecta positivamente o desempenho das parteiras e dos enfermeiros.

Por outro lado, o fator organizacional mais baixo que influencia positivamente a qualidade do desempenho das parteiras é o trabalho em turnos diferentes e a presença de uma parteira estagiária.

Estes resultados são coerentes com a situação atual dos prestadores de cuidados de saúde na Faixa de Gaza, com base na experiência do investigador; a pressão no trabalho pode afetar o desempenho, mas não pode ser considerada o principal fator determinante do desempenho das parteiras. Além disso, os cuidados de enfermagem no GS são prestados independentemente da disponibilidade ou não de material médico, as parteiras podem prestar cuidados mesmo em situações difíceis.

4.9.8 Factores Profissionais que Influenciam a Qualidade do Desempenho da Obstetrícia nos Hospitais do Estado

Relativamente aos factores profissionais que influenciam a qualidade do desempenho das parteiras nos hospitais públicos. Os resultados do presente estudo revelaram que o fator profissional mais importante que influencia positivamente a qualidade do desempenho das parteiras, de acordo com o ponto de vista dos participantes, é a aplicação de normas de desempenho de qualidade, seguida da sensibilização do pessoal para as normas de desempenho de qualidade. Estes resultados são consistentes e apoiados pelo estado atual do estudo, em que as parteiras prestam cuidados de enfermagem baseados em provas e lutam para prestar cuidados de enfermagem baseados em provas e no que aprenderam.

Por outro lado, o menor fator profissional que influencia positivamente a qualidade do desempenho da obstetrícia é considerar as questões de qualidade pelo hospital, seguido pela aplicação das responsabilidades do trabalho. Esses resultados são consistentes com os estudos de Horton & Astudillo (2014), que enfatizaram que a aplicação da qualidade do cuidado padrão fortaleceria o desempenho da obstetrícia e alcançaria esforços internacionais.

Além disso, estes resultados são coerentes com os estudos de Hedayati (2016), que indicaram que os principais factores de motivação das parteiras tinham a ver com a descrição funcional das funções. No entanto, não existe uma descrição das funções das parteiras nos hospitais governamentais; elas prestam cuidados às mulheres, o que significa que a descrição das funções não é um fator determinante para o desempenho

4.9.9 Diferenças na Qualidade do Desempenho da Obstetrícia Diferentes Grupos Etários dos Participantes do Estudo, Nível de Rendimento e Área de Trabalho

Os resultados do presente estudo mostraram que não existe uma diferença significativa na qualidade do desempenho das parteiras nos hospitais públicos entre os diferentes grupos etários das parteiras (p>0,05). Também não há diferença significativa na qualidade do desempenho das parteiras entre os diferentes níveis de rendimento das parteiras (p>0,05). Além disso, não há diferença significativa na qualidade do desempenho das parteiras entre os diferentes hospitais em que trabalham (p>0,05). No presente estudo, a ausência de diferenças significativas na qualidade do desempenho das parteiras entre os diferentes grupos etários das parteiras, os seus diferentes níveis de rendimento e os diferentes hospitais em que trabalham pode ser atribuída à aproximação da média da qualidade do desempenho das parteiras para a maioria dos grupos, a aproximação da média conduz à oportunidade de diminuição da diferença significativa.

Estes resultados são consistentes com os resultados de Mollart et al., (2011) que revelaram que não havia diferenças na qualidade do desempenho dos enfermeiros entre os diferentes grupos etários e o tipo de hospital. Também os resultados de (Nabirye et al., 2011) revelaram que o tipo de hospital era um preditor significativo da autoavaliação da qualidade do desempenho profissional, questão que não foi revelada no presente estudo. Por outro lado, o estudo de Almalki et al (2012) mostrou que o género dos enfermeiros e as suas idades não tinham efeito na qualidade do trabalho dos enfermeiros.

4.9.10 Diferenças na qualidade do desempenho da parteira entre diferentes funções, habilitações literárias e anos de experiência

Os resultados do presente estudo mostraram que existe uma diferença significativa na qualidade do desempenho das parteiras nos hospitais governamentais entre os diferentes cargos dos participantes (p<0,05) a favor das parteiras. Além disso, mostraram que a diferença é entre as enfermeiras e as parteiras a favor das parteiras (P<0,05), e entre as enfermeiras-chefes e as parteiras a favor das parteiras (P<0,05).

Também não há diferença significativa na qualidade do desempenho das parteiras entre as diferentes qualificações das parteiras (p>0,05). Além disso, não há diferença significativa na qualidade do desempenho das parteiras entre os diferentes anos de experiência das parteiras (p>0,05). Estes resultados não são consistentes com os resultados de Mollart et al. (2011), que revelaram que as parteiras que estão há mais tempo na profissão (21 anos ou mais) prestam melhores cuidados em comparação com outros grupos.

A diferença significativa na qualidade do desempenho das parteiras entre os diferentes títulos profissionais a favor das parteiras pode ser atribuída ao facto de as parteiras serem o melhor prestador de cuidados de saúde para prestar cuidados nas enfermarias de ginecologia, em comparação com outros prestadores de cuidados de saúde, uma vez que estão bem qualificadas para prestar cuidados de enfermagem de maternidade às mulheres.

4.9.11 Diferenças na Qualidade do Desempenho das Parteiras entre os Diferentes Estados Civis, o seu Número de Membros da Família e a Avaliação Anual

Os resultados do presente estudo mostraram que não existe uma diferença significativa na qualidade do desempenho das parteiras nos hospitais públicos entre os diferentes estados civis das parteiras (p>0,05). Também não há diferença significativa na qualidade do desempenho das parteiras entre os diferentes números de membros da família (p>0,05). Além disso, não há diferença significativa na qualidade do desempenho das parteiras entre diferentes avaliações anuais (p>0,05). Estes resultados são consistentes com os resultados de Almalki et al (2012), que mostraram que o estado civil dos enfermeiros e os filhos a cargo não tinham efeito na qualidade do trabalho dos enfermeiros. Além disso, esses resultados são consistentes com os resultados de Oliaee et al. (2016), que mostraram que não há diferença significativa na qualidade dos serviços de obstetrícia entre os diferentes estados civis das parteiras.

No presente estudo, a ausência de diferenças significativas na qualidade do desempenho das parteiras no que respeita às variáveis acima referidas pode ser atribuída à aproximação da média da qualidade do desempenho das parteiras para todos os grupos, a aproximação da média conduz à oportunidade de diminuição da diferença significativa. Além disso, é sabido que as parteiras prestam cuidados às mulheres independentemente das suas questões pessoais, como o casamento e os filhos a cargo, e que se concentram em prestar cuidados de qualidade o mais possível.

4.9.12 Diferenças na Qualidade do Desempenho das Parteiras entre os seus Diferentes Turnos de Trabalho e Número de Horas de Trabalho

Os resultados do nosso estudo mostraram que não há diferença significativa na qualidade do desempenho das parteiras nos hospitais governamentais entre as que trabalham apenas no turno da manhã e as que trabalham em turnos diferentes (p>0,05). Este resultado não é consistente com os resultados de Mollart et al., (2011) que revelaram que o tipo de trabalho por turnos tinha um efeito significativo na realização pessoal das parteiras. Se olharmos para a média da qualidade do desempenho das parteiras que trabalham de manhã e para as que trabalham em vários turnos, verificamos que ambas as médias são quase semelhantes, o que significa que as parteiras estão a trabalhar com a mesma qualidade, mesmo que trabalhem em turnos diferentes, e que estão empenhadas em prestar serviços de obstetrícia ao mesmo nível.

Além disso, não existe uma diferença significativa na qualidade do desempenho das parteiras nos hospitais governamentais entre as que trabalham 35 horas e as que trabalham mais de 35 horas (p = 0,85). Este resultado não é consistente com o resultado de Almalki et al., (2012) que revelou que o horário de trabalho tem um efeito sobre os enfermeiros. No que diz respeito aos resultados do presente estudo, a média da qualidade do desempenho das parteiras para as que trabalham 35 horas e para as que trabalham mais de 35 horas também é quase a mesma, o que significa que as parteiras estão a trabalhar com a mesma qualidade, mesmo que trabalhem mais de 35 horas, e que se esforçam por prestar serviços de elevada qualidade, mesmo que estejam exaustas durante o trabalho.

Capítulo 5

Conclusão e recomendação

5.1 Conclusão

É importante compreender as percepções das parteiras sobre o seu trabalho e os factores que influenciam a qualidade do seu desempenho. O objetivo do estudo foi determinar os factores que influenciam a qualidade do desempenho das parteiras, na perspetiva das parteiras da GS. Foi utilizada uma amostra representativa do censo para selecionar as parteiras.

No entanto, o hospital governamental selecionado para este estudo apresentava deficiências ao nível dos recursos humanos e do equipamento, do desenvolvimento do pessoal e das competências e da manutenção de um ambiente de trabalho propício, mas estes factores não afectaram a qualidade do desempenho das parteiras na perspetiva destas. A conclusão mais importante do presente estudo foi a associação estatisticamente significativa entre a qualidade do desempenho das parteiras e o título do cargo, o que significa que os gestores se interessam por contribuições criativas para melhorar os níveis de desempenho.

Além disso, os resultados do estudo indicaram que os factores que mais influenciam positivamente a qualidade do desempenho das parteiras são o nível salarial elevado, o interesse na melhoria do desempenho, os motivadores do trabalho e a aplicação de normas de desempenho de qualidade. Por outro lado, o resultado indicou que o fator mais baixo que influencia positivamente a qualidade do desempenho das parteiras é o casamento, o desempenho do trabalho de parteira é igual ao de enfermeira, o trabalho em turnos diferentes e a consideração das questões de qualidade pelo hospital. Além disso, os resultados do nosso estudo indicaram que a pontuação mais elevada do item relativo à qualidade do desempenho da parteira é a de que a parteira presta cuidados de enfermagem baseados em provas e a pontuação mais baixa é a de que a parteira presta cuidados com igualdade, independentemente das questões pessoais.

Independentemente destes factores, o apoio ao reconhecimento do desempenho dos trabalhadores através de revisões regulares contribuirá para aumentar a motivação entre os trabalhadores, a fim de aumentar a eficiência e a qualidade do desempenho

Em conclusão, verificou-se uma correlação positiva entre a qualidade do desempenho das parteiras e as parteiras. O investigador acredita que o desenvolvimento e a implementação de um plano para melhorar o desempenho das parteiras pode ajudá-las a concentrarem-se na melhoria dos serviços de saúde materno-infantil. Os gestores das parteiras podem desenvolver estratégias que as apoiem melhor na identificação e na prestação de um desempenho de qualidade das parteiras, que reflicta a responsabilidade, o cuidado, a intencionalidade, a empatia, o respeito e a defesa de causas.

5.2 Recomendações

Este estudo forneceu informações valiosas sobre os factores que influenciam a qualidade do desempenho das parteiras na Faixa de Gaza. Tendo em conta os resultados do estudo, o investigador recomenda o seguinte

- O estudo recomendou que se melhorasse o desempenho das parteiras procurando outros factores que afectam o seu desempenho e que não foram mencionados no nosso estudo.

- Os gestores e as pessoas-chave devem reforçar a presença de parteiras em vez de enfermeiras no serviço de maternidade, porque o seu papel é melhorar o desempenho dos serviços prestados às mães e às crianças. Assim, os gestores devem assegurar um número adequado de pessoal e de qualificações de acordo com as condições de trabalho e um número suficiente de parteiras profissionais no hospital em todas as alturas e turnos.

- Devem ser organizados programas de formação contínua e seminários para parteiras e enfermeiros na GS.

- Devem ser implementadas parteiras profissionais adequadas em termos de número e qualificações, importância da aplicação da descrição das funções, fornecimento de equipamento apropriado e recursos materiais adequados, e um programa que ajude a desenvolver as parteiras como gestoras eficazes.

- Sensibilizar e chamar a atenção para os obstáculos à qualidade do desempenho das parteiras.

- A necessidade de acompanhar a situação financeira das parteiras e de introduzir programas de maternidade e projectos de saúde externos para aumentar o nível de rendimento das parteiras.

- Salientar o papel do Ministério da Saúde na comunicação com as universidades e na adoção de estratégias para acrescentar programas de transição para os enfermeiros que trabalham nas maternidades.

5.3 Sugestões para novos estudos de investigação

- Realizar um estudo com o objetivo de determinar a perceção das mães sobre a qualidade do desempenho das parteiras na Faixa de Gaza.

- Realizar um estudo destinado a identificar os níveis de empenhamento das parteiras na aplicação de normas de qualidade nos cuidados pré-natais, intranatais e pós-natais.

- Realizar um estudo com o objetivo de avaliar o desempenho das parteiras na GS.

- Outros estudos semelhantes, nomeadamente noutros hospitais e centros de saúde.

Referências

Um dicionário de termos. Um dicionário de termos jurídicos, específicos do sector e pouco comuns. (2016) (https://definedterm.com factores sociodemográficos).

Ahlstedt, C., Lindvall, C., Holmstrom, I., Athlin, A. (2018). O que faz com que os enfermeiros registados permaneçam no trabalho? Um estudo etnográfico. Universidade de Uppsala, Suécia. *Revista Internacional de Estudos de Enfermagem*.09.008.

Agência de Investigação e Qualidade dos Cuidados de Saúde. (2018). Understanding Quality Measurement. U.S. *Department of Health & Human Services journal.*
(http://www.ahrq.gov profissionais qualidade segurança dos doentes qualidade).

Al Ahmadi, H. (2009). "Factors affecting performance of hospital nurses in Riyadh Region, Saudi Arabia", *International Journal of Health Care Quality Assurance*, Vol. 22 Issue: 1, pp.40-54.

Ali, S., & Farooqi, Y. (2014). Efeito da Sobrecarga de Trabalho na Satisfação no Trabalho, Efeito da Satisfação no Trabalho no Desempenho dos Funcionários e no Envolvimento dos Funcionários .Paquistão. *Revista Internacional de Ciências e Engenharia Multidisciplinares*, Vol. 5, NO. 8.

Relatório de todas as escolas de enfermagem (2018). Salário da enfermeira parteira e crescimento do emprego. Salário. https://www.allnursingschools.com salário da enfermeira parteira.

Relatório do Grupo Parlamentar de Todos os Partidos sobre Saúde Global. (2016). Como o desenvolvimento da enfermagem irá melhorar a saúde, promover a igualdade de género e apoiar o crescimento económico. Londres.

Almalki, M., Fitzgerald, G., Clark, M. (2012). Sistema de saúde na Arábia Saudita: An overview. *East Mediterranean Journal*, 17(10): 784-93.

Al-Neami, I. (2016). Factores que afectam o desempenho no trabalho dos profissionais de saúde em Jazan, Reino da Arábia Saudita, *Universidade Queen Margaret*. No. 11007280.

Relatório Anual dos Cuidados de Saúde Primários. (2017). Faixa de Gaza.

Diretriz da Federação Australiana de Enfermagem e Obstetrícia (2015). Desempenho da enfermagem e da obstetrícia.
(http://anmf.org.au Performance Nursing Midwifery).

Iniciativa do Governo Avictoriano. (2010). Value added: the wisdom of older nurses at work (Valor acrescentado: a sabedoria dos enfermeiros mais velhos no trabalho). *Secção de Liderança e Desenvolvimento da Força de Trabalho*, Governo de Victoria, Departamento de Saúde, Melbourne, Victoria. 1008045.

Awases, MH. (2006). Factores que afectam o desempenho dos enfermeiros profissionais na Namíbia. [Estudo de doutoramento]. Universidade da África do Sul, África do Sul.

Awases, M.H., Bezuidenhout, M.C., Roos, J.H., (2013). 'Factores que afectam o desempenho dos enfermeiros profissionais na Namíbia', *Curationis* 36(1), Art. #108, 8 páginas. http://dx.doi.org/10.4102/ curationis.v36i1.108.

Azizollah, A., Zaman, A., Khaled, A., Razieh, J. (2013). A relação entre o stress no trabalho e o desempenho dos enfermeiros hospitalares. Irão. *Revista Mundo da Ciência*, Volume: 2013(2).

Beishon, M. (2017). Não há tempo! Como a falta de pessoal está a afetar os cuidados aos doentes. Reino Unido. No 76. (http://cancerworld.net/featured/no time how staff shortages).

Bhaga, T. (2010). The impact of working conditions on the productivity of nursing staff in the Midwife and Obstetrical Unit of Pretoria West Hospital, Dissertação de Mestrado, *Universidade de Pretória,* Pretória, visualizado em yymmdd. (http://hdl.handle.net/2263/27211).

Bhattacharya, R. (2012). Cinco maneiras de gerir a sobrecarga de trabalho. *Times Syndication Service.* 16733954.cms. (https://economictimes.indiatimes.com).

Boateng, A. (2014). Uma investigação sobre o impacto do salário de coluna única, *Faculdade de Artes e Ciências Sociais*. Metrópole de Kumasi.

Borrelli, S. (2013). What isa good midwife? Insights from the literature. Reino Unido. Universidade de Nottingham. *Queen's Medical Centre Medical Schoo,* Nottingham B33 - NG7 2UH, 3- 10.

Bradley, S., e McAuliffe, E. (2009). Mid-level providers in emergency obstetric and newborn health care: factors affecting their performance and retention within the Malawian health system, Irlanda, Centre for Global Health, Trinity College Dublin. *Recursos Humanos para a Saúde*, 7:14 doi:10.1186/1478-4491-7- 14.

Bradley, S., Kamwendo, F., Chipeta, E., Chimwaza, E., Pinho, H., McAuliffe, E. (2015). Demasiado pouco pessoal, demasiados pacientes: um estudo qualitativo do impacto nos prestadores de cuidados obstétricos e na qualidade dos cuidados no Malawi. *BMC pregnancy and childbirth Journal.* Volume:15-10.1186/s12884-015-0492-5.

Broek, N., & Graham, W. (2009), Quality of care for maternal and newborn health: the neglected agenda. *Escola de Medicina Tropical.* Liverpoor, L3 5AQ. (https://doi.org/10.1111/j.1471-0528.2009).

Burhans, L., & Alligood, M.R. (2010). Cuidados de enfermagem de qualidade nas palavras dos enfermeiros. *Journal of Advanced Nursing,*66, 1689-1697.

Dicionário de Inglês de Cambridge. (2018). Significado de "profissão" no

Dicionário de Inglês. (https://dictionary.cambridge.org.dictionary.english.profession)

Associação Canadiana de Parteiras. (2018). Nascimentos conduzidos por parteiras por província e território. *Associação Canadiana das Parteiras*.8 /8. (https://canadianmidwives.org).

Catano, VM., Wiesner, WH., Hackett, RD., Methot., LL. (2010). Recrutamento e Seleção no Canadá, Toronto, ON: *Nelson College Indigenous*, 4.

Cherry, K. (2018). Método de pesquisa transversal: Como é que funciona? *Inc. (Dotdash)*.

Cho, H., & Han, K. (2018). Associações entre o ambiente de trabalho de enfermagem e os comportamentos de promoção da saúde dos enfermeiros e a qualidade do desempenho de enfermagem: A Multilevel Modeling Approach., Coreia do Sul. Faculdade de Enfermagem da Cruz Vermelha da Universidade de Chung Ang. *JournalofNursingScholarship* ,2018;50:4,1-8.

Daubermann, D., & Pamplona, V. (2012). Qualidade de vida profissional dos enfermeiros nos cuidados de saúde primários. *Actapaul enferm.*;25(2):277-83. doi: 10.1590/S0103.

Diab, R., & Abu Hamad, B. (2015). Situação da carga de trabalho nos postos de enfermagem dos centros de saúde da agência das nações unidas de assistência e obras - províncias de Gaza. *Revista de Educação e Prática de Enfermagem*, Vol. 5, No. 4.

Dogba, M., & Fournier, P. (2009). Human resources and the quality of emergency obstetric care in developing countries: a systematic review of the literature. *Human Resour Health.*;7:7.

Dombrovskis, V., Guseva, S., Murasovs, V. (2011). Motivação para o trabalho e a síndrome de esgotamento profissional entre os professores na Letónia. *Procedia Soc Behav Sci*;29:98-106.

Dunagan, B., (2017). TI na saúde e os seis domínios da qualidade. *Blogue da Hyland*. (http://blog.hyland.com .os seis domínios da qualidade).

Edoho, S-AP., Bamidele EO., Neji OI., Frank, AE. (2015). Satisfação no trabalho entre enfermeiros em hospitais públicos em Calabar, Cross River State Nigéria. *American Journal of Nursing Science* 4: 231-237.

Eley, R., Parker, D., Tuckett, A., Hegney, D. (2010). 'Career breaks and intentions for retirement by Queensland's nurses - a sign of the times? *Collegian* 17(1): 3842.

Falconer, AD., Objetivo do Milénio 5. Obstetrícia, Ginecologia e Medicina Reprodutiva. 2010;20(12):369-371.

Filippi, V., Chou D., Ronsmans, C., Graham W., Say L. (2016). Saúde reprodutiva, materna, neonatal e infantil: Prioridades no controlo das doenças.

Londres. *Escola de Higiene e Medicina Tropical.* Terceira edição (volume 2). Capítulo 3.

Gutierrez, M., Goodnough, L., Druzin M., Butwicka A. (2012). Hemorragia pós-parto tratada com um protocolo de transfusão maciça em um centro obstétrico terciário: um estudo retrospetivo. EUA. *International Journal of Obstetric Anesthesia (Revista Internacional de Anestesia Obstétrica).* 21, 230-235.

Hamilton, BE., Martin, JA., Osterman, MJK., Curtin, SC., Mathews, TJ. (2015). Births: Dados finais para 2014. *Relatórios nacionais de estatísticas vitais;* Vol 64 (12): 1-64. Hyattsville, MD: Centro Nacional de Estatísticas de Saúde.

Hampton, GM., & Peterson, RT. (2012). Satisfação profissional de enfermeiras parteiras certificadas: An examination. *Administrative Issues Journal*: Education, Practice, and Research 2: 112-126.

Hassan, H., Mohamady, SH. Gawad, N. (2017). Protocolo para melhorar o desempenho da enfermagem em relação ao exame placentário em unidades de parto. *Sciedu Press* .Vol 5, No 2.

Grupo de Saúde no território palestiniano ocupado. (2014). Relatório de avaliação conjunta do sector da saúde da Faixa de Gaza.

Autoridade para a Informação e Qualidade em Saúde. (2013). Orientações sobre o desenvolvimento de indicadores-chave de desempenho e conjuntos mínimos de dados para monitorizar a qualidade dos cuidados de saúde. HIQA: Dublin.:2 Versão 1.1.

Hedayati, A., & Pourmajidian, T. (2016). Melhorar o desempenho através do aumento da motivação profissional das parteiras da Universidade de Ciências Médicas de Babol. Província de Mazandaran, Irão. *Caspian J Reprod Med*, 2016, 2(1): 14-20.

Heidari, Rafat A., Enayati-Navinfar, A., Hedayati, A. (2010). Qualidade de vida no trabalho e satisfação profissional entre os enfermeiros da Universidade de Ciências Médicas de Teerão. Dena J.;5(3&4):28-37.

Homer, CSE., Passant, L., Brodie, PM., Kildea, S., Leap, N., Pincombe, J., Thorogood. C. (2009). The role of the midwife in Australia: *Views of women and midwives.* Midwifery 25 (6): 673-681.

Horton, R., & Astudillo, O. (2014). O poder da obstetrícia. *The Lancet*; 384; 9948; 1075-1076. [PubMed].

Relatórios dos hospitais. Faixa de Gaza. (2018). *Relatórios não publicados.* Faixa de Gaza.

Relatórios dos hospitais. Faixa de Gaza. (2017). *Relatórios não publicados.* Faixa de Gaza.

Instituto de Medicina (IOM). (2005). Performance Measurement: Accelerating

Improvement. Washington, D.C.: *National Academy Press*;.

Definição Internacional da Parteira ICM. (2017). Em linha. Definição Internacional de Parteira da ICM. *Fortalecer a Obstetrícia a nível mundial.* (http://internationalmidwives.org).

Jargões, B. (2017). Fatores pessoais que influenciam o comportamento do consumidor. l. 956. (https://businessjargons.com/bank-rate.html).

Jordan, A., & Zitek, E. (2012). Enviesamento do estado civil nas percepções dos empregados. Psicologia Social Básica e Aplicada. *Psicologia Social Básica e Aplicada*, 34, 474481.

Kalyango, J., Rutebemberwa, E., Alfven, T., Ssali, S., Peterson, S., Karamagi, C. (2012). Desempenho dos agentes comunitários de saúde no âmbito da gestão integrada de casos comunitários de doenças infantis no leste do Uganda. *Malaria Journal.*;11:282.

Kheirkhah1, M., Masrour, M., Sefidi, M., Jalal, E. (2018). A relação entre a motivação no trabalho e suas dimensões com o comprometimento organizacional e suas dimensões em parteiras de centros sanitários e terapêuticos, *Universidade de Ciências Médicas de Arak*, 2017. Irão. 10.4103/jfmpc.jfmpc_343_17.

Kirwan, M., Matthews, A., Scott, P. (2012). O impacto do ambiente de trabalho dos enfermeiros na segurança do paciente, Irlanda, *Dublin City University.* .08.020. (http://dx.doi.org 10.1016).

Letvak, S., Ruhm, C., Gupta, S. (2013). Diferenças na saúde, produtividade e qualidade dos cuidados em enfermeiros mais jovens e mais velhos. *Journal of Nursing Management* 21, 914- 921.EUA.

Lobiondo, G., & Haber, J. (2013). Métodos, avaliação crítica e utilização. 3rd Canadian. *edn. Toronto: Elsevier.* Investigação académica em enfermagem no Canadá. Volume 18, Número 3.

Marshall, N., Vanderhoeven, J., Eden K., Segel, S., Guise, J. (2014). Impacto da simulação e do treino da equipa na gestão da hemorragia pós-parto em centros não académicos. EUA. Universidade de Saúde e Ciência de Oregon. *J Matern Fetal Neonatal Med* ; 28(5): 495-499.

Medhanyie, A., Spigt, M., Dinant, G., Blanco, R. (2012). Conhecimento e desempenho dos extensionistas de saúde etíopes sobre cuidados pré-natais e de parto: um estudo transversal. Ethiopia. *Recursos Humanos para a Saúde.* 10:44. (https://doi.org 10.1186 1478-4491-10-44).

Merriam Webster. (2018). Definição de enfermeiro. (https://www.memam webster.com dictionary nurse).

Ministério da Saúde - MOH, (2018). Relatório de saúde do primeiro trimestre de 2018, *relatório não publicado*. PHIS, MOH, Faixa de Gaza.

Ministério da Saúde, PHIC, Situação da Saúde, Palestina, 2017, julho (2018).

Ministério da Saúde - MOH, (2017). Relatório anual de saúde, Palestina 2016. Direção-Geral de Políticas e Planeamento da Saúde. PHIS, Ministério da Saúde, Ramallah.

Ministério da Saúde - MOH, (2017). *Relatório não publicado*, Faixa de Gaza.

Ministério da Saúde - MOH, (2016). Relatório anual sobre a saúde, Palestina. Direção-Geral de Políticas e Planeamento da Saúde. PHIS, Ministério da Saúde, Ramallah.

Ministério da Saúde do Governo das Bahamas. (2011). Unidade de Saúde Materna e Infantil. *Departamento de Saúde Pública.* (httpV/www.bahamas.gov.bsportal public).

Mohammadirizi, S., Kordi, M., Shakeri, MT. (2013). A relação entre o stress ocupacional e a satisfação profissional das parteiras que trabalham em hospitais públicos e centros de saúde em Mashhad em 1390. *A revista iraniana de obstetrícia, ginecologia e infertilidade*; 15(31): 20_28.

Mollart, L., Skinner, V., Newing, C., Foureurc, M. (2011). Factores que podem influenciar o stress e o esgotamento relacionados com o trabalho das parteiras. Serviços de maternidade. Austrália. *Women and Birth* 26, 26-32.

Nabirye, R., Beinempaka, F., Okene, C., Groves, S. (2014). Melhorando os cuidados de obstetrícia em hospitais públicos de Uganda: The Midwives' Perspective. *Biblioteca Nacional de Medicina dos EUA Institutos Nacionais de Saúde.* Int J Health Prof. 2014 Dec; 2(1): 714.

Nabirye, R.C., Brown, K.C., Pryor, E.R., Maples, E.H. (2011). Stress ocupacional, satisfação profissional e desempenho profissional entre enfermeiros hospitalares em Kampala, Uganda. *Journal of Nursing Management* 19, 760-768.

Programa Nacional de Inquéritos aos Serviços de Saúde. (2018). Sobre os inquéritos aos doentes do SNS. *Centro de coordenação de inquéritos.* (http://www.nhssurveys.org).

Gabinete de Enfermagem e Obstetrícia na Austrália. (2018). Informação especializada para enfermeiros e parteiras. (https://ww2.health.wa.gov.online).

Ojokuku, R. M., & Salami, A. O. (2011). Contextual influences of health workers motivations on performance in University of llorin Teaching Hospital. Nigéria, Universidade de Tecnologia Ladoke Akintola. *American Journal of Scientific and Industrlal Research.* 2153-649X, doi:10.5251/ajsir.2011.2.2.216.223.

Oliaee, Z., Jabbari, A., Ehsanpour, S. (2016). Uma investigação sobre a qualidade dos serviços de obstetrícia do ponto de vista dos clientes em Isfahan através do modelo Servqual. Irão. *J Nurs Midwifery Res.* 21(3): 291-296.

Olumodeji, A., & Oluwole, E. (2015). Influência das variáveis socio-demográficas na satisfação dos pacientes com a qualidade dos cuidados de enfermagem em hospitais universitários no norte da Nigéria. Universidade de Jos, Estado de Plateau, Nigéria. *International Journal of Medical and Health Research* Volume 1; Issue 3; Page No. 18-24.

Othman, N., & Nasurdin, A. (2012). Social support and work engagement: a study of Malaysian nurses, Malásia, *Journal of Nursing Management*. 06010 UUM.

Dicionário conciso de Oxford. (1999). Definição de perform em inglês. (https://en.oxforddictionaries.com/definition/perform).

Padmanabhan, O., & Magesh, R. (2016). Diferença entre o estado civil dos funcionários e o nível de desempenho na indústria de TI. *Jornal Imperial de Pesquisa Interdisciplinar* (IJIR) Vol-2, Issue-6, Página 1173.

Page, A. (Ed). (2004). Keeping patients safe: transforming the work environment of Nurses (Manter os doentes seguros: transformar o ambiente de trabalho dos enfermeiros). Washington, DC: EUA. *Biblioteca Nacional de Medicina dos Institutos Nacionais de Saúde*. 25009849.

Gabinete Central de Estatística da Palestina PCBS, (2017). Censo 2017. Ramallah, Palestina. (http://www.pcbs.gov/ps).

Protocolo Obstétrico Palestiniano, 2016. Quarta edição, dezembro de 2016

Patrícia, G. (2012). Fatores que afetam a qualidade dos cuidados em uma prática de obstetrícia. *Universidade de Stellenbosch*. 10019.1/71815. (http://hdl.handle.net).

Pinar, S., Ucuk, S., Aksoy, O., Yurtsal, Z., Cesur, B., Yel, H. (2017). Satisfação no trabalho e níveis de motivação das parteiras/enfermeiras que trabalham em centros de saúde familiar: A Survey from Turkey. *Revista Internacional de Ciências do Cuidado*. Volume 10 | Issue 2| 802.

Priya, B. (2014). O efeito de um protocolo de hemorragia obstétrica nos resultados da hemorragia pós-parto.

Arquivo de Saúde Pública e Medicina Preventiva. (2014). Barreiras de Incentivo à Motivação em Relação ao Desempenho Profissional dos Enfermeiros do Hospital Distrital de Buleleng. *Sistema Oper Journal*. Universitas Udayana. Vol 2 No 1.

Qteat, M., & Sayej, S. (2014). Factores que afectam a gestão do tempo e o desempenho dos enfermeiros nos hospitais de Hebron. Departamento de Enfermagem, Universidade Al-Quds, Palestina. *Jornal de Educação e Prática*. Vol.5, No.35.

Rafferty, A. (2018). A escassez de enfermeiros no Reino Unido está a afetar os cuidados aos doentes e a ameaçar vidas.*Academicrigour* , *journalisticflair*.

London-89734.
(http://theconversation.com/).

Rastegari, M., Khani, A., Ghalriz, p., Eslamian, j. (2010). Avaliação da qualidade de vida ativa e sua associação com o desempenho profissional dos enfermeiros. Iran *J Nurse Midwifery Res* Autumn; 15(4): 224-228. (2010).

Richter, J., McAlearney, A., Pennell, M. (2014). A influência dos factores organizacionais na segurança dos doentes: Examining successful handoffs in health care. Gestão de cuidados de saúde. *Health Care Manage Rev*, 2014, 00(0), 00Y00.

Rosskam, E., Pariyo, G., Hounton, S., Aiga, H. (2011). Gestão e Inovação da Força de Trabalho da Obstetrícia. *The State of the World's Midwifery*.

Relatório sobre o nascimento seguro. (2018). Faixa de Gaza. Ministério da Saúde).

Relatório sobre o nascimento seguro. (2018). Ministério da Saúde . *Relatório não publicado*. Faixa de Gaza.

Sarfraz, M., & Hamid, S., (2014). Desafio na prestação de cuidados maternos qualificados experiência de parteiras comunitárias, Paquistão. *Caspian J Reprod Med,* 2016, 2(1): 14-20

Sarwar, A., & Khalid, S. (2015). Apoio social percebido e motivação para o trabalho dos enfermeiros dos turnos diurno e noturno. *Pak Armed Forces Med* J 65: 257-61.

Sehhatie, F., Najjarzadeh, M., Zamanzadeh, V., Seyyedrasooli, A. (2014). O efeito dos cuidados contínuos da parteira nos resultados do parto. Irão. *Journal Nursing Midwifery Res.*19(3): 233-237.

Sheikh, L., Najmi, N., Khalid, U. Saleem, T. (2011). Avaliação da conformidade e dos resultados de um protocolo de gestão para hemorragia pós-parto maciça num hospital de cuidados terciários no Paquistão. *BMC Pregnancy and Childbirth*. (https://doi.org/10.1186/1471-2393-11-28).

Saúde dos Sul Australianos. Em linha. SA Saúde. ABN 97 643 356 590. *Última modificação*: 26Jul2017. (http://www. sahealth.sa. gov.au/wps/wcm/connect).

Stephenson, J. (2016). Apenas metade dos bebés em Inglaterra são agora entregues por parteiras. *EMAP Publishing Limited Company*. número 7880758. (https://www.nursingtimes.net7013310.article).

Talasaz, Z., Saadoldin, S., Shakeri, M. (2014). A relação entre a satisfação no trabalho e o desempenho no trabalho entre as parteiras que trabalham em centros de saúde de Mashhad. Irão. *Sistema de Gestão de Revistas*. 2, Volume 2, Edição 3, Página 157-164.

Tarimo, E., Moyo, G., Masenga, H., Magesa, B., Mzava, D. (2018). Desempenho e competências autopercebidas de enfermeiras / parteiras matriculadas: um estudo de métodos mistos da Tanzânia rural. *BMC Investigação sobre Serviços de Saúde*. Tanzânia. BMC Health Services Research BMC 201818:277 (https://doi.org).

Tavakol, M., & Dennick, R. (2011). Making sense of Cronbach's alpha. *Revista Internacional de Educação Médica*, 2:53-55.

Blogue da Hyland (2018). TI da saúde e os seis domínios da qualidade. (http://blog.hyland.com hyland healthcare).

O Colégio Real de Midwive. (2014). High Quality Midwifery Care.

Thulth, A., & Sayej, S. (2015). Fatores organizacionais selecionados que afetam o desempenho de enfermeiros profissionais em hospitais governamentais da Cisjordânia do Norte. *Revista de Educação e Prática*. Vol.6, No.7.

Tubbs, H.L., Pickler, R.H., Mark, B.A. Carle, A.C. (2014). Um protocolo de pesquisa para testar as relações entre a carga de trabalho do enfermeiro, cuidados de enfermagem perdidos e resultados neonatais: o estudo da qualidade dos cuidados de enfermagem neonatais. *Journal of Advance Nursing* 71 (3), 632-641.

Umoe, D., Achi, M., David, N., Manyo, O., Chigozie, M., Olajid, A. (2015). Influência do estado civil na atitude das parteiras em relação ao OSCE e seu desempenho no exame nos estados de Akwa Ibom e Cross River, Nigéria. *Jornal de Estudos de Educação e Formação*. Universidade de Calabar. Vol. 3, No. 4.

Fundo das Nações Unidas para a População. (2011). O Estado da Obstetrícia no Mundo 2011: *Delivering Health,   SavingLives*.Acedido em 22.6.12 a partir de:
www.stateoftheworldsmidwifery.com.

Agência das Nações Unidas de Assistência aos Refugiados da Palestina (UNRWA). (2012). Relatório em linha. (https://www.unrwa.org).

Uwaliraye, P., Puoane, T., Binagwaho, A., Basinga, A. (2013). Fatores que influenciam o desempenho profissional de enfermeiras e parteiras em unidades pós-parto em dois hospitais distritais em Ruanda. Ministério da Saúde do Ruanda. *Revista Africana de Enfermagem e Obstetrícia,* 15(2): 59-69. (http://hdl.handle.net/10520/EJC146321).

Woods, L., (2018). Como o salário pode influenciar o desempenho de um trabalhador numa administração? *Hearst Newspapers, LLC.* 25950. (https://work.chron.com).

Organização Mundial da Saúde. (2017). O que é a Qualidade dos Cuidados e porque   é   que   é   importante? (https://www.who.int.maternal.child.quality.of.care.definition).

Organização Mundial da Saúde. (2016). O que é a Qualidade dos Cuidados e porque é que é importante? (httpsV/www.who.mtmatemal.child.quality.of.care.defLmtion).

Organização Mundial de Saúde. (2006). Qualidade dos cuidados de saúde. Um processo para fazer escolhas estratégicas nos sistemas de saúde. *Imprensa da OMS*. W 84.1. (http://www.who.int management quality assurance).

Organização Mundial de Saúde. (2000). Organização da prestação de cuidados ambulatórios: um fator determinante do desempenho do sistema de saúde nos países em desenvolvimento. 78 (6).

Yigzaw, T., Abebe, F., Roosmalen, J., Stekelenburg, J., Kim, Y. (2017). Qualidade dos cuidados intraparto prestados por parteiras no estado regional de Amhara, Etiópia. *BMC Pregnancy Childbirth Journal*. 17: 261.

Yigzaw, T., Abebe, F., Belay, L., Assaye, W., Misganaw, E., Kidane, A., Ademie, D., Roosmalen, J., Stekelenburg, J., Kim, Y. (2017). ualidade dos cuidados intraparto prestados por parteiras no Estado Regional de Amhara, Etiópia. *BMC Pregnancy and ChildbirthBMC series*.17:261 (https://doi.org/10.1186/s12884- 017-1441-2)

Anexo (1): Questionário em árabe

أختي القابلة

السلام عليكم ورحمة الله وبركاته

أنا الباحثة/ ضياء عبد الرحيم أبو كويك طالبة ماجستير تمريض صحة الأم والطفل بجامعة القدس- أبو ديس, أقوم بإجراء دراسة لمعرفة العوامل المؤثرة على جودة أداء القابلات بأقسام الولادة التابعة لمستشفيات وزارة الصحة الفلسطينية, ولمعرفة الوسائل التي تحسن الأداء وذلك كمشروع تخرج لدرجة الماجستير والتي تحمل العنوان :

Factors influencing quality of midwifery performance

In Governmental Hospitals, Gaza Strip

إن إجابتك على أسئلة الاستبيان سيكون له بالغ الأهمية في إنجاز هذا البحث.

ستكون المعلومات الواردة في الاستبيان في سرية تامة, ولأغراض البحث العلمي فقط, ولكم مطلق الحرية في المشاركة او عدمها, دون أن يلحق بكم أي ضرر تبعا لذلك.

أشكركم على حسن تعاونكم

الباحثة/

أ.   ضياء أبو كويك
جوال /0599538011

ارشادات لتعبئة الاستبيان:

1. الرجاء وضع علامة دائرة في الخانة المناسبة في الفرع (أ), وعلامة (x) في الفروع (ب) و(ج) و(د)، وتقديم التفاصيل عند الحاجة.
2. الرجاء الإجابة على الأسئلة ، بصراحة وموضوعية قدر الإمكان.
3. يرجى إجابة الأسئلة كما أنها تنطبق عليكِ شخصيا.

الفرع (أ): أسئلة عامة للعاملين في المجال الصحي:

1. كم عمركِ ؟
   ____

2. ما هي الحالة الاجتماعية لكِ؟

أ – متَزوجة	ب – عزباء
ج – مطلقة	د – أرملة

3. ما هو المسمى الوظيفي لكِ ؟

أ – ممرضة	ب – قابلة
ج – حكيمة قسم	د – مشرفة تمريض

4. ما هو أعلى مؤهل علمي حصلتي عليه؟

أ – دبلوم	ب – بكالوريوس
ج – ماجستير	

5. كم عدد افراد الأسرة ؟
   ____

6. ما هي قيمة الدخل الشهري الخاص بكِ؟
   ____

7. كم عدد سنوات الخبرة لديكِ؟
   ____

8. ما هو نظام العمل لديكِ ؟

أ – صباحي دائم	ب – نظام فترات

9. كم ساعة تعملين في الاسبوع ؟
   ____

10. ما هو تقييمكِ الوظيفي في السنة السابقة؟

أ – 90 – 100	ب – 80 – 89
ج – 70- 79	د – أقل من 70

الفرع (ب): هذا الفرع يناقش مختلف العوامل المؤثرة على جودة أداء القابلات ,وينقسم إلى أربعة محاور .

- يرجى الإشارة إلى الإجابة بوضع علامة (x) في المربع المناسب. وفقا للمقياس "أوافق بشدة " ، " اوافق "، "لا أوافق " ، "لا أوافق بشدة ").

المحور الأول : العوامل الاجتماعية الديموغرافية المؤثرة على جودة أداء القابلات

وتشمل العوامل التالية : (عامل السن – الحالة الاجتماعية – مستوى الدخل – مكان السكن)

لا أوافق بشدة	لا أوافق	محايد	أوافق	أوافق بشدة	العوامل الاجتماعية الديموغرافية	رقم
					التقدم في السن يؤثر ايجابا على جودة أداء القابلة في العمل	1-
					القابلة المتقدمة في السن لديها خبرات أكبر وأداء أفضل	2-
					عامل الزواج والارتباط يؤثر سلبا على جودة أداء القابلة في العمل	3-
					القابلة الآنسة لديها تفرغ أكبر للوظيفة وأداء أفضل	4-
					مستوى الدخل المرتفع يزيد من جودة أداء القابلة	5-
					ارتفاع مستوى الرواتب يحسن من جودة الأداء الوظيفي للقابلة	6-
					سهولة الوصول لمكان العمل وتوفر المواصلات يحسن الأداء الوظيفي	7-
					قرب مكان السكن بالنسبة لمكان العمل يحسن الأداء الوظيفي	8-

المحور الثاني : العوامل الشخصية المؤثرة على جودة أداء القابلات

وتشمل العوامل التالية : (الدرجات العلمية ومستوى التعليم – تطوير الذات بالدورات وورش العمل)

لا أوافق بشدة	لا أوافق	محايد	أوافق	أوافق بشدة	العوامل الشخصية	
					كلما ارتفعت الدرجة العلمية للقابلة كلما تحسنت جودة الأداء	9-
					أداء القابلات من حملة البكالوريوس يتشابه مع أداء القابلات من حملة الديلوم	10-
					معرفة زميلاتي بمسؤوليات الوظيفة تؤثر ايجابا على جودة الأداء	11-
					يتشابه أداء القابلة والممرضة بأقسام الولادة	12-
					القابلة التي تهتم بتطوير أدائها أفضل من غيرها في الأداء الوظيفي	13-
					الدورات التدريبية زادت من جودة الأداء	14-
					كلما كانت علاقتي في العمل مع زميلاتي قوية كلما تحسن الأداء	15-

المحور الثالث : العوامل المؤسساتية المؤثرة على جودة أداء القابلات

وتشمل العوامل التالية : (ضغط العمل – نقص الطاقم – المحفِّزات)

لا أوافق بشدة	لا أوافق	محايد	أوافق	أوافق بشدة	العوامل المؤسساتية	
					وجود ضغط عمل يؤثر سلبا على جودة أداء القابلة	16-
					كلما قل عدد الأمهات اللواتي أتابعهن كلما كان الأداء أفضل	17-
					القيام بمهمات عمل تتطلب قدرات أكثر من تلك التي أمتلكها يؤثر سلبا على جودة الأداء	18-
					أقوم بواجبات الآخرين في فريق العمل وهذا يؤثر سلبا على الأداء المقدم	19-
					نقص عدد الطاقم في جميع الفترات يؤثر سلبا على جودة الأداء	20-
					عند تغيب زميلتي في الفترة غالباً ما أستلم العمل عنها وهذا يقلل من عطائي	21-
					نقص الإمكانات والمهمات الطبية يؤثر سلبا على الأداء	22-
					وجود قابلة متدربة معي في الفترة يؤثر سلبا على جودة الأداء	23-
					كلما كان عدد زميلاتي كاف كلما كان هناك جودة في الأداء	24-
					كلما كان الطاقم أساسي كلما كان الأداء أفضل	25-
					دوام الفترات في العمل يقلل الأداء الوظيفي	26-
					وجود حوافز من المسؤول يحسن من جودة الأداء المقدم	27-
					صرف بدل الساعات الاضافية يحفز القابلة لتحسين الأداء	28-
					الشعور بالتمييز في مكان العمل يؤثر سلبا على جودة الأداء	29-

المحور الرابع : العوامل المهنية المؤثرة على جودة أداء القابلات

وتشمل العوامل التالية : (تطبيق البروتوكول – الوصف الوظيفي – اتباع معايير الجودة)

لا أوافق بشدة	لا أوافق	محايد	أوافق	أوافق بشدة	العوامل المهنية	
					توفر مادة البروتوكول مع جميع الطاقم يحسن من جودة الأداء	30-
					اتباع الطاقم وتطبيقه لبروتوكول الولادة يساهم في جودة الأداء	31-
					وجود وصف وظيفي واضح من الوزارة لجميع الطواقم يحسن الأداء	32-
					مدى تطبيق القابلات لمسؤولياتهن الوظيفية يؤثر ايجابيا على جودة الأداء	33-
					تطبيق معايير الجودة في الأداء يؤثر ايجابا على الخدمة المقدمة للأم والطفل	34-
					مدى إلمام الطاقم بمعايير الجودة يؤثر ايجابا على جودة أداء القابلات	35-
					تأخذ المستشفى بقضايا الجودة في مكان العمل عبر فريق الجودة الصحية	36-

الفرع (ج) تقييم جودة أداء القابلات تبعا للمجالات الستة للجودة الصحية العالمية:

مجالات الجودة الصحية العالمية الستة هي : (التأثير – الكفاءة – المساواة – مركزية العناية بالمريض – الأمان – التوقيت المناسب)

لا أوافق بشدة	لا أوافق	محايد	أوافق	أوافق بشدة	تقييم جودة أداء القابلات تبعا للمجالات الستة للجودة الصحية العالمية	
					تقدم القابلة الرعاية بالأم والطفل حسب الاستدلالات المبنية على البراهين العلمية	37-
					تحقق القابلات أقصى قدر من الجودة للرعاية الصحية المقدمة من موارد الرعاية الصحية المستخدمة	38-
					تحقق القابلات أقصى قدر من الفائدة الصحية من موارد الرعاية الصحية المستخدمة	39-
					تقوم القابلات بتوفير الرعاية الصحية ذات الجودة المتساوية للمريضات بغض النظر عن الخصائص الشخصية المختلفة لهن	40-
					تركز القابلة عملها على تلبية احتياجات المريضات ورغباتهن	41-
					تركز القابلة عملها على توفير التعليم والدعم للمريضات	42-
					تقدم القابلة الرعاية الصحية للمريضات في وقتها بدون تأخير	43-

نقدر عاليا قيامك بالمشاركة في هذه الدراسة.

Anexo (2): Questionário em inglês
Cara parteira
Paz, misericórdia e bênçãos de Deus
Chamo-me : Diaa Abed Al Raheem Abu Kweik, estudante de investigação, estou a estudar os factores que afectam a qualidade do desempenho das parteiras nos departamentos de maternidade dos hospitais públicos do Ministério da Saúde palestiniano, como projeto de pós-graduação para o mestrado, que tem o título :

Factores que influenciam a qualidade do desempenho das parteiras
Em Hospitais Governamentais, Faixa de Gaza

A sua resposta ao questionário será fundamental para esta investigação. As informações contidas no questionário serão estritamente confidenciais, apenas para fins de investigação científica, e é livre de participar ou não, sem qualquer prejuízo para si.

Obrigado pela vossa colaboração

Investigador:
Semana Diaa A.R. Abu K
Mob. : 0599538011

Questionário em inglês (Anexo 2)
Orientações para o preenchimento do questionário:
1. Assinale com um círculo O o campo adequado na secção (A), assinale com um (x) as secções (B) e (C) e forneça os pormenores necessários.
2. Responda às perguntas de forma tão honesta e objetiva quanto possível.
3. Responda às perguntas que se aplicam a si pessoalmente.
Secção A: Perguntas gerais para os profissionais de saúde:
1- Que idade tens?
2- Qual é o seu estado civil?

a - Casadob- solteiro
c- Divorciadod - Viúva

3- Qual é o seu cargo?
a - enfermeirab - parteira
c- Chefe de enfermagem - supervisor
4- Qual é a qualificação científica mais elevada que alcançou?
a - Diplomb - Bacharel
c - Mestre
5- Quantos membros da família?
6- Qual é o valor do seu rendimento mensal?
7- Quantos anos de experiência tem?
Qual é o seu sistema de turnos de trabalho?
a- Manhãb- turnos do período
8- Quantas horas trabalha por semana?
9- Qual foi a sua avaliação anual no ano anterior?
a - 100_ 90b - 89 _ 80
c - 79 70d - Menos de 70
Secção B: Esta secção aborda os vários factores que afectam a qualidade do desempenho das parteiras e está dividida em quatro factores.
Indique a resposta assinalando com um (x) a casa correspondente. De acordo com a escala de Likert ("Concordo fortemente", "Concordo", "Neutro", "Discordo" e "Discordo fortemente")
Primeiro fator: factores sócio-demográficos:
Conclui: (A idade, o estado civil, o nível de rendimento e a área de residência)

Não	Factores sócio-demográficos	Concordo plenamente	Concordar	Neutro	Discordo totalmente	Discordo totalmente
1	O avanço da idade afecta positivamente a qualidade do desempenho das parteiras					
2	O aumento da idade com mais experiência afecta positivamente a qualidade do desempenho das parteiras					
3	Os factores matrimoniais afectam negativamente a qualidade do desempenho das parteiras					

4	Uma única parteira teve mais tempo e melhor desempenho do que as outras					
5	Um nível de rendimento elevado aumenta a qualidade do desempenho das parteiras					
6	Um nível salarial elevado melhora a qualidade do desempenho das parteiras					
7	A disponibilidade de transporte melhora a qualidade do desempenho das parteiras					
8	Uma área de residência mais próxima do local de trabalho melhora a qualidade do desempenho das parteiras					

Segundos factores: Factores de caraterísticas pessoais

Inclui: nível de ensino das parteiras (Diploma, Bacharelato, Mestrado) e cursos de formação e seminários.

	Factores caraterísticos pessoais	Concordo plenamente	Concordo	Neutro	Discordo totalmente	Discordo totalmente
9	As qualificações académicas mais elevadas melhoram a qualidade do desempenho das parteiras					
10	O desempenho de uma parteira bacharel é o mesmo de uma parteira com doploma					
11	O conhecimento das responsabilidades profissionais afecta positivamente a qualidade do desempenho das parteiras					
12	O desempenho profissional da parteira é igual ao da enfermeira					
13	A parteira interessada na melhoria do desempenho é melhor do que outra parte interessada no desempenho					
14	Os cursos de formação aumentam a qualidade do desempenho das parteiras					
15	As relações no trabalho melhoram a qualidade do desempenho das parteiras					

Terceiros factores: Factores organizacionais:

Inclui (sobrecarga de trabalho, falta de pessoal e motivação)

Não	Factores organizacionais	Concordo plenamente	Concordo	Neutro	Discordo totalmente	Discordo totalmente
16	A pressão no trabalho afecta negativamente a qualidade do desempenho das parteiras					
17	Menor número de clientes, o que resulta num melhor desempenho					
18	As tarefas profissionais que exigem mais capacidades afectam negativamente a qualidade do desempenho das parteiras					
19	Trabalhar as tarefas de outros colegas no local de trabalho afecta negativamente a qualidade do desempenho das parteiras					
20	O número reduzido de pessoal nos turnos de trabalho afecta negativamente a qualidade do desempenho das parteiras					
21	A ausência de colegas afecta negativamente a qualidade do desempenho das parteiras					
22	Os fornecimentos médicos limitados afectam negativamente a qualidade do desempenho das parteiras					
23	A presença de uma parteira estagiária afecta negativamente a qualidade do desempenho da parteira					
24	Um número suficiente de colegas no trabalho conduz à qualidade do desempenho das parteiras					
25	A presença de pessoal sénior contribui para a qualidade do desempenho das parteiras					
26	Trabalhar em turnos diferentes diminui a qualidade do desempenho das parteiras					
27	Os factores de motivação no trabalho melhoram a qualidade					

	do desempenho das parteiras					
28	As horas extraordinárias pagas melhoram a qualidade do desempenho das parteiras					
29	O sentimento de distinção afecta negativamente a qualidade do desempenho das parteiras					

Quarto fator: Factores profissionais

Inclui (pedido de protocolo, descrição das funções e critérios de qualidade a seguir)

Não	Factores profissionais	Concordo plenamente	Concordar	Neutro	Discordo totalmente	Discordo totalmente
30	A disponibilidade do protocolo no local de trabalho melhora a qualidade do desempenho das parteiras					
31	A aplicação de protocolos no trabalho contribui para o aumento da qualidade do desempenho das parteiras					
32	A presença de uma descrição pormenorizada das funções melhora a qualidade do desempenho das parteiras					
33	A aplicação das responsabilidades profissionais afecta positivamente a qualidade do desempenho das parteiras					
34	A aplicação de normas de desempenho de qualidade afecta positivamente a qualidade do desempenho e dos serviços das parteiras					
35	A sensibilização do					

	pessoal para as normas de desempenho de qualidade afecta positivamente a qualidade do desempenho das parteiras				
36	O hospital Considerar as questões de qualidade pela equipa de qualidade do hospital				

Secção C: Avaliação da qualidade do desempenho das parteiras de acordo com os seis domínios da qualidade global da saúde:

Os seis domínios da qualidade global da saúde são (eficácia - eficiência - igualdade - centralização dos cuidados de saúde - segurança - pontualidade)

Não	Avaliar a qualidade do desempenho das parteiras de acordo com os seis domínios da qualidade da saúde	Concordo plenamente	Concordar	Neutro	Discordo totalmente	Discordo totalmente
37	As parteiras prestam cuidados de enfermagem baseados em factos comprovados					
38	A parteira proporciona a prática mais eficiente possível					
39	A parteira presta cuidados da máxima qualidade					
40	As parteiras prestam cuidados com igualdade, independentemente de questões pessoais					
41	As parteiras prestam cuidados com base nas necessidades dos pacientes					
42	A parteira fornece educação e apoio à paciente					
43	A parteira presta cuidados a tempo e horas, sem qualquer atraso					

Agradecemos vivamente a sua participação neste estudo

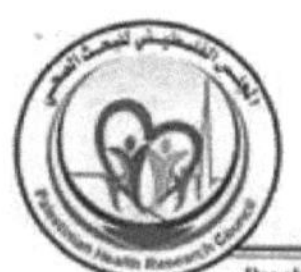

المجلس الفلسطيني للبحث الصحي

Palestinian Health Research Council

تعزيز النظام الصحي الفلسطيني من خلال مأسسة استخدام المعلومات البحثية في صنع القرار

Developing the Palestinian health system through institutionalizing the use of information in decision making

Helsinki Committee
For Ethical Approval

Date: 05/02/2018   **Number: PHRC/HC/342/18**

Name: DEIAA A. ABUKWEIK   الاسم:

We would like to inform you that the committee had discussed the proposal of your study about:

نفيدكم علماً بأن اللجنة قد ناقشت مقترح دراستكم حول:

Factors influencing quality of midwifery performance In Governmental Hospitals, Gaza Strip.

The committee has decided to approve the above mentioned research. Approval number PHRC/HC/342/18 in its meeting on 05/02/2018

و قد قررت الموافقة على البحث المذكور عاليه بالرقم والتاريخ المذكوران عاليه

Signature

Member   Member

Chairman

Genral Conditions:-   **Specific Conditions:-**

1. Valid for 2 years from the date of approval.
2. It is necessary to notify the committee of any change in the approved study protocol.
3. The committee appreciates receiving a copy of your final research when completed.

E-Mail:pal.phrc@gmail.com

Gaza - Palestine   غزة - فلسطين
شارع النصر - مفترق العيون

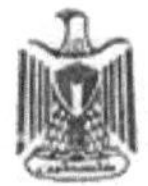

State of Palestine Ministry of health		دولة فلسطين وزارة الصحة

السيد : رامي عيد سليمان العبادله   المحترم

التاريخ:12/04/2018
رقم المراسلة 120\911

مدير عام بالوزارة /الإدارة العامة لتنمية القوى البشرية – /وزارة الصحة

السلام عليكم ،،،

<u>الموضوع/ تسهيل مهمة الباحثة//ضياء أبوكويك</u>

التفاصيل //
بخصوص الموضوع أعلاه، يرجى تسهيل مهمة الباحثة/ **ضياء عبدالرحيم أبوكويك**
الملتحقة ببرنامج ماجستير التمريض – تخصص صحة الأم والطفل- جامعة القدس أبوديس في إجراء بحث بعنوان:-
"Factors influencing quality of midwifery performance In Governmental Hospitals, Gaza Strip"

حيث الباحث بحاجة لتعبئة استبانة من عدد من القابلات العاملات في مجمع الشفاء الطبي ومجمع ناصر ومستشفى شهداء الأقصى ومستشفى غزة الأوربي، بما لا يتعارض مع مصلحة العمل وضمن أخلاقيات البحث العلمي، ودون تحمل الوزارة أي أعباء أو مسئولية.
وتفضلوا بقبول التحية والتقدير،،،
ملاحظة/ البحث حصل على موافقة لجنة اخلاقيات البحث الصحي
ملاحظة / تسهيل المهمة الخاص بالدراسة أعلاه صالح لمدة 6 شهر من تاريخه.

محمد ابراهيم محمد السرساوي
مدير دائرة/الإدارة العامة لتنمية القوى البشرية .

Gaza	Tel. (+970) 8-2846949 Fax (+970) 8-2826295	(+970) 8-2846949 تلفون، (+970) 8-2826295 فاكس	غزة

não.	Nome do perito	Título da obra
1-	Dr. Hamza Abd Al Jawwad	Universidade Al-Quds
2-	Dr. Yousef Al Jeish	Universidade Islâmica de Gaza
3-	Dr. Moatasem Salah	Escola Superior de Ciências Aplicadas
4-	Dra. Areefa SM Al -Alkasseh	Universidade Islâmica de Gaza
5-	Dr. Ashraf Al Jede	Universidade Islâmica de Gaza
6-	Dr. Mazen Abu Gamer	Universidade Al-Azhar-Gaza
7-	Dr. Naser Abu Al Noor	Universidade Islâmica de Gaza
8-	Dr. Ahmed Nejem	Universidade Al-Quds

عنوان الدراسة: العوامل المؤثرة على جودة أداء القابلات في المستشفيات الحكومية في قطاع غزة.

ملخص الدراسة

يعتبر دور القابلة دورا رئيسيا في تقديم الرعاية للأمهات على مستوى العالم. حيث أن جودة أداء القابلات هو الركيزة الأساسية لتقوية الخدمات المقدمة للأم والطفل. إن نجاح وقوة أنظمة رعاية الأمومة يكون بقوة جودة أداء القابلات في تقديم رعاية ما قبل الولادة وأثناء الولادة وبعدها. هدفت الدراسة الحالية إلى معرفة مستوى جودة أداء القابلات في أقسام الولادة في المستشفيات الحكومية بمحافظات غزة، وأيضا لمعرفة العوامل المؤثرة على جودة أداء القابلات. وقد كانت عينة الدراسة عينة قصدية تكونت من 195 قابلة من القابلات والممرضات العاملات بأقسام الولادة في المستشفيات الحكومية الأربعة كالتالي: (79 من مستشفى الشفاء، 55 من مستشفى ناصر (التحرير)، 30 من مستشفى شهداء الأقصى، 31 من مستشفى الهلال الاماراتي). استخدم الباحث في هذه الدراسة المنهج الوصفي، ولجمع البيانات فقد استخدم الباحث استبيان مقسم لقسمين، القسم الأول العوامل المؤثرة على جودة الأداء وهي أربعة عوامل رئيسية (عوامل ديموغرافية اجتماعية، عوامل مؤسساتية، عوامل وظيفية، وأخيرا العوامل الشخصية) ، اما القسم الثاني يتحدث عن تقييم جودة أداء القابلات حسب محاور الجودة العالمية الستة وهم (الكفاءة، التأثير، المساواة ، و مركزية الرعاية، والأمان، والوقت المناسب) ، ولتحليل البيانات فقد تم استخدام برنامج الإحصاء المحوسب SPSS وتضمنت المعالجات الإحصائية التكرارات، النسب المئوية، المتوسطات الحسابية، الانحراف المعياري، كما تم استخدام اختبار (ت) واختبار تحليل التباين الأحادي.

وبينت نتائج الدراسة أن متوسط أعمار القابلات المشاركات في الدراسة قد بلغ 31-39، كما أن 57.4% من المشاركات في الدراسة كانوا قابلات، 56.9% حاصلات على شهادة البكالوريوس ، 71.8% من ذوات الدخل المتدني (اقل من 1500 شيكل شهريا)، و80.1% متزوجات و 54.4% لديهن خبرة اكثر من 15 سنة في العمل.

كما أظهرت النتائج أن 55.4% من القابلات كان أدائهن الوظيفي في السنوات القادمة ما بين 80-89 %، و 36.9% كان ادائهن 90-100 %، وأن 64.6% يعملن بنظام الفترات.

أما بالنسبة لتقييم القابلات لمدى جودة أداءهن فقد تقاربت النسب بين الأربعة مستشفيات حيث كان اعلاها بمستشفى الأقصى80.2 %، وأقلها بمستشفى الشفاء بنسبة 78.4%.

ولقد بينت النتائج تقييم القابلات لأدائهن حسب معايير الجودة العالمية الستة أن أعلى نسبة كانت الرعاية المقدمة للأم تقدم حسب البراهين والاستدلالات العلمية بنسبة 81.5%، وأقلها تقديم الرعاية بشكل متساو لجميع الأمهات بغض النظر عن النواحي الشخصية بنسبة 77.5%. وبالنسبة لتقييم الأداء حسب العوامل الرئيسية الأربعة فقد أظهرت النتائج ان أعلى العوامل الاجتماعية الديموغرافية التي تتأثر تأثيراً إيجابياً بالأداء كان ارتفاع محل الدخل وأقلها كان عامل الارتباط والزواج بنسبة 45.2%. اما بالنسبة للعوامل الوظيفية فقد أظهرت النتائج ان اعلى العوامل الوظيفية تأثيرا إيجابيا بالأداء هو اهتمام القابلة بتحسين أدائها حيث كان بنسبة 84.7% وأقلها هو أن أداء القابلة يتشابه مع أداء الممرضة بأقسام الولادة حيث كانت النسبة 51.2%. وبالنسبة للعوامل المؤسساتية فقد كان عامل وجود حوافز في العمل اكثر العوامل المؤثرة إيجابيا في الأداء بنسبة 88.7%، وأقلها عامل وجود ضغط عمل بنسبة 14.55. وبينت النتائج أن أكثر العوامل الشخصية اثرت تأثيرا إيجابيا بالأداء كان تطبيق معايير الجودة العالمية بنسبة 89.0% وأقلها عدم وجود وصف الوظيفي.

ولقد أظهرت النتائج وجود فروق ذات دلالة إحصائية في المسمى الوظيفي للمشاركات، حيث أظهرت النتائج وجود فروقات ذات دلالة إحصائية في مستوى أداء القابلة والممرضة بأقسام الولادة لصالح القابلات. وفي مستوى أداء القابلة وحكيمة القسم لصالح القابلات.

وأظهرت النتائج عدم وجود فروق ذات دلالة إحصائية في مستويات الأداء باختلاف كل من عامل العمر، ومستوى الدخل، ومكان العمل، والمستوى التعليمي للقابلات والممرضات، وسنوات الخبرة، والحالة الاجتماعية، والتقييم السنوي، ولاختلاف نظام فترات العمل وعدد ساعات العمل.

وتظهر هذه النتائج الحاجة إلى تزويد أقسام الولادة بقابلات ليقمن الرعاية للأمهات بأقسام الولادة في المستشفيات الحكومية، وأيضا انشاء برامج تعليمية أكاديمية بعلم القبالة والحاق الممرضات بأقسام الولادة بها من أجل تقديم الرعاية اللازمة للأم والطفل.